医学助记图表与歌诀丛书

人体寄生虫学助记图表与歌诀

主　编　余承高　张　伟　郭凯文　陈栋梁
副主编　晏汉姣　陈　曦　莫朝晖
编　委（按姓名汉语拼音排序）
陈　曦　陈栋梁　杜　鸣　郭凯文
刘　畅　刘　翔　莫朝晖　饶邦福
晏汉姣　余承高　张　伟

北京大学医学出版社

RENTI JISHENGCHONGXUE ZHUJI TUBIAO YU GEJUE

图书在版编目（CIP）数据

人体寄生虫学助记图表与歌诀 / 余承高等主编．—北京：北京大学医学出版社，2016. 4

（医学助记图表与歌诀丛书）

ISBN 978-7-5659-1364-8

Ⅰ．①人…　Ⅱ．①余…　Ⅲ．①医学 - 寄生虫学 - 医学院校 - 教学参考资料　Ⅳ．① R38

中国版本图书馆 CIP 数据核字（2016）第 069522 号

人体寄生虫学助记图表与歌诀

主　　编：余承高　张　伟　郭凯文　陈栋梁

出版发行：北京大学医学出版社

地　　址：（100191）北京市海淀区学院路 38 号　北京大学医学部院内

电　　话：发行部 010-82802230；图书邮购 010-82802495

网　　址：http：//www.pumpress.com.cn

E-mail：booksale@bjmu.edu.cn

印　　刷：中煤（北京）印务有限公司

经　　销：新华书店

责任编辑：王　霞　郭　颖　　**责任校对**：金彤文　　**责任印制**：李　啸

开　　本：710mm × 1000mm　1/16　　**印张**：8.75　　**字数**：153 千字

版　　次：2016 年 4 月第 1 版　2016 年 4 月第 1 次印刷

书　　号：ISBN 978-7-5659-1364-8

定　　价：20.00 元

前　言

人体寄生虫学是一门重要的医学基础理论课，其内容十分丰富。学习、记忆并掌握人体寄生虫学的基本知识，需要采取一些行之有效的方法。在许多辅助记忆的方法中，使用歌诀已被证明是收效显著的方法之一。以歌诀为体裁的医学著作在我国古代颇为多见，其特点是内容简要，文从语趣，富有韵律，朗读上口，记忆入心。

在多年的教学工作中，我们体会到，总结性图表具有提纲挈领、概括性强，条理分明、逻辑性强，直观形象、易于理解，简明扼要、便于记忆等特点，通过对比分析，将知识融会贯通，从而启发思维，培养能力。将歌诀与总结性图表结合起来学习，可以收到珠联璧合、相得益彰的良好效果。有鉴于此，我们也试将人体寄生虫学的基本内容编成歌诀，并用总结性图表加以注释，旨在为广大医学生提供一种新颖、独特、有效的寄生虫学学习方法。

随着医学的不断发展，现在的医学书籍和教材已很难用歌诀体裁来系统描述和阐明相关知识，但我国语言博大精深，为编写人体寄生虫学歌诀提供了深厚的基础。鲁迅先生曾说："地上本没有路，走的人多了，也便成了路。"我们殷切地希望有更多的同仁和我们一道，将人体寄生虫学歌诀编写得越来越好，共同开辟出一条用歌诀的方式学习人体寄生虫学的新途径。

在华中科技大学、武汉科技大学、武汉肽类物质研究所和北京大学医学出版社等单位的大力支持和鼓励下，本书才能得以顺利出版，在此致以衷心的感谢！

为满足更多读者的需求，本书的编写参考了多种教科书，但由于我们的水平有限，错误、疏漏和不妥之处难免，敬希广大同仁和读者不吝指正。

余承高

目　录

第一章　引　言

寄生虫学概论

寄生虫，有多种，危害人类很严重。研究常有新进展，防治任务不轻松。

表 1-1　寄生虫学概论

项　目	说　　明
人体寄生虫学	研究与人体健康有关的寄生虫的形态结构、生长发育、繁殖规律，阐明寄生虫与人体和外界环境因素相互关系的一门科学
寄生虫对人类的危害	①全球重点防治的六种热带病：麻风病、血吸虫病、疟疾、丝虫病、利什曼病和锥虫病，其中五种为寄生虫病 ②寄生虫病是普遍的公共卫生问题，给患者、家庭、社会带来巨大经济损失 ③很多寄生虫病是人畜共患病，可使畜牧业蒙受巨大损失
我国寄生虫病现状	①影响我国的五大寄生虫病：血吸虫病、疟疾、丝虫病、黑热病、钩虫病 ②目前我国肠道寄生虫病（如蛔虫等）仍十分严重，一些传统寄生虫病（如血吸虫等）疫情复燃，食源性疾病不断增加，防治任务依然十分艰巨 ③正在出现的寄生虫病 a．新生寄生虫病：指新认识的和未知的寄生虫病 b．再现寄生虫病：指一些早已被人们所知，发病率已降到最低，不再被视为公共卫生问题，但现在又重新流行的寄生虫病
寄生虫学研究与发展	新理论、新技术的发展，使寄生虫学科内容不断充实和更新，出现了免疫寄生虫学和分子寄生虫学等新的学科分支

第二章　寄生虫的生物学

共生

两种生物共生活，互利共生双获利；单方获利称共栖，寄生一损一获利。

表 2-1　共生

项　目	说　　明
共生的概念	两种生物共同生活的现象
共生的分类	
共栖	两种生物生活在一起，其中一方从共同生活中获利，另一方既不受益也不受害
互利共生	两种生物生活在一起，双方都获利
寄生	两种生物生活在一起，其中一方在共同生活中获利，另一方受到损害。受益方称寄生虫，受害方称宿主

寄生关系的演化

寄生关系渐演化，结构功能有变化；适应寄生能生存，宿主攻击也不怕。

表 2-2　寄生关系的演化

寄生关系的演化	说　　明
形态变化	体形的改变，器官的变化，新器官的产生
生理功能变化	能量代谢的适应性改变，生殖功能的增强等
繁殖能力加强	有利于维系种群
侵袭力的变化	侵入机制专化、强化
免疫逃避功能的形成	可以逃避宿主的免疫攻击
基因的变异或重组	产生可见的表型变化，改变寄生虫的生活和致病能力

寄生虫生活史

寄生虫的生活史，生长发育与繁殖，直接间接两类型，感染阶段应牢记。

表 2-3 寄生虫生活史

项目	说明
定义	寄生虫完成一代生长、发育、繁殖的整个过程称为生活史
感染阶段	每种寄生虫生活史有多个时期，寄生虫能进入人体并继续发育的时期，称感染阶段或感染期
类型	
直接型	完成生活史不需要中间宿主，其虫卵或幼虫在外界发育为感染阶段，直接感染人，如蛔虫等，此类蠕虫称为土源性蠕虫
间接型	完成生活史需要中间宿主，其幼虫在中间宿主体内发育为感染阶段，间接感染人，如丝虫等，此类蠕虫称为生物源性蠕虫

寄生虫的类型

不同方法来分类，寄生虫分多类型。人体宿主和机会，体内体外专兼性。

表 2-4 寄生虫的类型

分类	说明
按寄生虫在人体寄生部位分	①体内寄生虫：如蛔虫等 ②体外寄生虫：也称暂时性寄生虫，如虱等
按寄生虫对宿主的选择可分	①专性寄生虫：如钩虫等 ②兼性寄生虫：如福氏耐格里阿米巴等
机会性致病寄生虫	有些寄生虫在宿主免疫力正常时处于隐性感染状态。当宿主免疫功能低下时，虫体大量繁殖、致病能力增强，导致宿主出现临床症状，如肺孢子虫等

宿主的类型

宿主可以分四种：保虫宿主终宿主，转续宿主非正常，中间宿主分一二。

终宿成虫及有性，贮存保虫脊动物。

表 2-5 宿主的类型

类型	说明
终宿主	寄生虫成虫或有性阶段寄生的宿主，如人是血吸虫的终宿主
中间宿主	指寄生虫的幼虫或无性生殖阶段所寄生的宿主。如有多个，以发育先后顺序分别命名为第一中间宿主和第二中间宿主。如沼螺是华支睾吸虫的第一中间宿主，淡水鱼为其第二中间宿主

续表

类　型	说　　明
保虫宿主	有些寄生虫既可寄生于人体，也可寄生于脊椎动物，这些动物在流行病学中起贮存和保虫作用，故称保虫宿主。感染血吸虫的牛和鼠均为血吸虫的保虫宿主
转续宿主	有些寄生虫的幼虫侵入非正常宿主后虽能存活，但不能发育为成虫，并长期保持幼虫状态，有机会侵入正常宿主时，才可继续发育为成虫，这种非正常宿主称为转续宿主。如野猪为卫氏并殖吸虫的转续宿主

寄生虫的营养代谢与生殖潜能

所需营养大致同，获取方式有四种。基本代谢保生存，生殖潜能大无穷。

表 2-6　寄生虫的营养代谢与生殖潜能

项　目	说　　明
营养物质	糖类、蛋白质、脂肪、维生素和微量元素等
获得营养的方式	简单扩散、易化扩散、主动转运和内胞噬等
代谢	能量代谢、合成代谢、核酸代谢和氨基酸代谢等
生殖潜能	主要有雌雄同体、节片分裂或节片生殖、产生大量的虫卵或幼虫和细胞分裂

寄生虫的分类

寄生虫可分三种：原虫蠕虫和昆虫。

第三章　寄生虫与宿主的相互关系

寄生虫对宿主的损害

寄生虫是害人精，夺取营养伤机体。免疫损害及毒素，谁受感染谁遭殃。

表 3-1　寄生虫对宿主的损害

损　害	说　　明
夺取营养	影响营养的吸收，导致宿主营养不良
机械性损伤	寄生虫侵入、移行、定居等造成组织、器官的损害
毒素和免疫损伤	寄生虫的排泄物、分泌物、虫体崩解物等引起组织损害和免疫病理反应

宿主对寄生虫的抵抗

宿主对虫有抵抗，可惜效果不理想。有免疫应答反应，反应结果分三种。

表 3-2　宿主对寄生虫的抵抗

免疫应答反应	说　　明
类型	包括特异性和非特异性免疫应答反应
反应结果	①将寄生虫全部清除 ②将寄生虫部分清除 ③不能清除，形成寄生虫病

第四章　寄生虫感染的免疫

概述

感染虫病可免疫，先天性与获得性。获得免疫有两种，消除性非消除性。

表 4-1　免疫应答类型

免疫应答类型	说　明
先天性免疫	通过生理屏障如皮肤、黏膜及胎盘等，或通过血液及组织中的吞噬细胞、嗜酸性粒细胞等对入侵的虫体发挥杀灭作用
获得性免疫	
消除性免疫	宿主能消除体内寄生虫，并对再感染产生完全的抵抗力
非消除性免疫	①带虫免疫：寄生虫感染诱导机体产生一种特异性的免疫应答，可杀伤体内寄生虫，但不能全部消除，维持低虫荷水平，可使临床症状消失，并具有抗同种寄生虫再感染的抵抗力，一旦体内虫体全部被消灭，其获得性免疫力便会逐渐消失，如疟原虫、弓形虫感染等 ②伴随免疫：寄生虫感染诱导机体产生抗再感染的抗体，而最初感染的寄生虫不受所产生的抗体的作用，可继续存活。随着虫体消失，抗体也随之消失，这种现象称为伴随免疫。例如，最初感染的血吸虫成虫诱导机体有效杀伤侵入的童虫，而原寄生虫的成虫能被抗体识别而存活

注释：免疫应答的结果对宿主有不同程度的保护作用，也可导致宿主组织损伤和免疫病理损伤。

寄生虫抗原类型

寄生虫具抗原性，抗原类型有多种。分类标准有四类，虫体发育化功能。

表 4-2　寄生虫抗原类型

分类依据	抗原类型
按虫体结构分类	体抗原、表膜抗原、卵抗原和排泄 - 分泌性抗原
按发育阶段分类	不同期抗原
按化学成分分类	蛋白质、多糖、糖蛋白、糖脂抗原等
按功能分类	诊断性抗原、保护性抗原、致病性抗原等

免疫应答

免疫应答三阶段：抗原识别和提呈，淋 C 活化与分化，细胞分子起效应。

免疫细胞能杀虫，抗体杀虫索虫命。

注释：淋 C 指淋巴细胞。

表 4-3　免疫应答

项　目	说　　明
免疫应答过程	包括抗原的处理与呈递、细胞活化、细胞因子的产生、体液免疫和细胞免疫的效应等
抗体杀伤寄生虫的机制	①受体封闭：抗体使寄生虫不能与宿主细胞表面受体结合，从而限制寄生虫侵入宿主细胞
	②抗体依赖细胞杀伤作用（ADCC）：抗体与效应细胞特异性结合，从而杀伤寄生虫，其效应细胞包括嗜酸性粒细胞、巨噬细胞、中性粒细胞和血小板
	③由经典的补体介导的抗体途径杀伤寄生虫
细胞介导的免疫杀伤寄生虫机制	淋巴细胞活化效应细胞，细胞毒性 T 细胞和自然杀伤细胞杀伤寄生虫

免疫逃避

寄生虫入机体后，宿主免疫能杀虫，寄生虫则有措施，逃避攻击免受损。

表 4-4　免疫逃避

项　目	说　　明
定义	寄生虫侵入机体后，能逃避宿主的免疫攻击而继续生存的现象
机制	①解剖位置的隔离 ②虫体表面抗原的改变：抗原变异、分子模拟与伪装、表膜脱落与更新 ③抑制宿主的免疫应答：特异性 B 细胞克隆的耗竭、调节性 T 细胞（Treg 细胞）的诱导与激活、虫源性淋巴细胞毒因子 ④封闭抗体的产生

超敏反应

虫病感染致超敏，超敏反应四类型：速发细胞毒免疫，迟发介导肉芽肿。

表 4-5　超敏反应

类　型	举　例
Ⅰ型：速发型变态反应	蠕虫感染引起的荨麻疹
Ⅱ型：细胞毒型变态反应	疟原虫引起的免疫溶血
Ⅲ型：免疫复合物型变态反应	血吸虫引起的肾小球肾炎
Ⅳ型：迟发型或介导型变态反应	血吸虫卵引起的肉芽肿

第五章　寄生虫感染的特点

寄生虫感染的特点

虫病感染有特点，感染类型有三种：带虫慢性及隐性，感染特征各不同。

幼虫移行多寄生，异位寄生也可能。

表 5-1　寄生虫感染的特点

特　点	说　　明
带虫者、慢性感染和隐性感染	①带虫者：人体感染后不出现明显的临床症状和体征 ②慢性感染：人体感染寄生虫后没有明显的临床症状和体征，或在临床出现一些症状后，未经治疗或治疗不彻底，而逐渐转入慢性持续感染阶段 ③隐性感染：指人体感染寄生虫后，既没有明显的临床症状，又不易用常规方法检获病原体的一种寄生现象
多寄生现象	人体同时感染两种或两种以上寄生虫
幼虫移行症	有些动物体内寄生的蠕虫幼虫进入非正常宿主（包括人体）内，发育受阻，不能发育为成虫，但可以在人体内长期移行，破坏组织，引起疾病
异位寄生	有些寄生虫在常见的寄生部位以外的组织和器官内寄生

第六章　寄生虫病的流行与防治

寄生虫病流行的环节

虫病流行三环节：一是要有传染源，二是传播之途径，易感人群第三种。

表 6-1　寄生虫病流行的环节

流行环节	说　明
传染源	患者、带虫者、保虫宿主
传播途径	
经水传播	感染性虫卵或包囊等污染的水源经口进入机体
经食物传播	感染性虫卵或包囊等污染的食物经口进入机体
经土壤传播	土壤直接发育型线虫，如蛔虫、鞭虫等
经空气（飞沫）传播	如感染性蛲虫卵借助空气或飞沫传播
经节肢动物传播	如经节肢动物叮咬，感染期进入机体造成人体感染
经人体直接传播	如阴道毛滴虫、疥螨等通过直接、间接接触传播
易感者	指对某种寄生虫缺乏免疫力或免疫力低下处于易感状态的人或动物

影响寄生虫病流行的因素

生物社会和自然，影响虫病之流行。地理气候间宿主，社会经济及卫生。

表 6-2　影响寄生虫病流行的因素

影响因素	说　明
自然因素	包括地理环境和气候因素，如温度、湿度、雨量、光照等
生物因素	有些寄生虫的发育需要中间宿主或节肢动物，其中间宿主或节肢动物的存在与否，决定了这些寄生虫病能否流行
社会因素	包括社会制度、经济状况、居住条件、医疗卫生、防疫保健以及人的行为（生产方式和生活习惯）等

寄生虫病流行的特点

流行特点有三性：地方季节疫源性。

表 6-3 寄生虫病流行的特点

流行的特点	说 明
地方性	寄生虫病的流行常有明显的地方性，这些特点与当地的气候条件、中间宿主的存在、媒介节肢动物的地理分布、人群的生活习惯和生产方式有关
季节性	由于温度、湿度、雨量、光照等气候条件对寄生虫及其中间宿主和媒介节肢动物种群数量的消长产生影响，因此，寄生虫病的流行呈现出明显的季节性
自然疫源性	有些人体寄生虫病可以在人和动物之间自然传播，这些寄生虫病称为人畜共患寄生虫病。在荒漠或原始森林地区，有些寄生虫不需要人的参与，在自然界脊椎动物间直接传播，当人偶然进入该地区时，这类寄生虫则可经脊椎动物通过一定途径传播给人，如并殖吸虫的传播流行

寄生虫病的防治原则

防治虫病原则三：控制消除传染源，健康人群要保护，传播途径应切断。

表 6-4 寄生虫病的防治原则

防治原则	说 明
控制与消灭传染源	①治疗患者和带虫者 ②加强对感染动物的控制或消灭
切断传播途径	①消灭和控制中间宿主 ②杀灭传播寄生虫病的医学节肢动物 ③加强粪便和水源管理，注意环境和个人卫生
保护健康人群	①加强健康教育，改变不良饮食、行为习惯 ②预防接种

第七章　医学原虫概论

原虫的形态特点

原虫属于单细胞，三部结构应记牢：胞膜胞质及胞核，内含物能鉴虫种。

表 7-1　原虫的形态特点

结　构	形态特点
细胞膜	嵌有蛋白质的脂质双分子层结构，使虫体保持一定形状，参与营养、排泄、运动、感觉、侵袭以及逃避宿主免疫效应等多种生物学功能
细胞质	由基质、细胞器和内含物组成。基质具有运动、摄食、排泄、呼吸、感觉及保护等生理功能。细胞器有线粒体、内质网、高尔基体、溶酶体、动基体等膜质细胞器，主要参与细胞能量合成代谢。原虫还具有伪足、鞭毛和纤毛、波动膜等运动细胞器。原虫的营养细胞器包括胞口、胞咽、胞肛等，其主要功能是摄食和排出废物。内含物如食物泡、糖原等，可作为虫种鉴别标志
细胞核	由核膜、核质、核仁和染色质构成。核型分为泡状核和实质核

原虫生活史类型

原虫生活史类型，大致分类有三种：人际循环虫媒传，宿主种类各不同。

表 7-2　原虫生活史类型

生活史类型	说　　明
人际传播型	完成生活史只需一个宿主 ①整个生活史只有一个发育阶段，即滋养体，如阴道毛滴虫 ②生活史有滋养体和包囊两个阶段：滋养体具有运动和摄食功能，为原虫的生长、发育和繁殖阶段；包囊则处于静止状态，是原虫的感染阶段，如溶组织内阿米巴
循环传播型	需要一种以上的脊椎动物宿主作为终宿主和中间宿主，其感染阶段可在二者之间进行传播，如刚地弓形虫
虫媒传播型	此类原虫只有在媒介昆虫体内才能发育至感染阶段，如疟原虫和利什曼原虫

原虫的生理特点

运动方式比较多，生殖无性与有性。糖的利用多酵解，多为兼性厌氧虫。

增殖机会致病性，致病机制有多种。

表 7-3 原虫的生理特点

生理特点	说明
运动	主要由运动细胞器完成。方式有伪足运动、鞭毛运动、纤毛运动。不具备运动细胞器的原虫以扭动或滑行的方式进行运动
生殖	
无性生殖	
二分裂	细胞核先分裂为二，然后胞质分裂，最后形成两个独立的虫体
多分裂	细胞核首先进行多次分裂，达到一定数量后，细胞质再分裂，使一个虫体一次增殖为多个子代。如疟原虫红细胞内期和红细胞外期的裂体增殖
出芽生殖	母体先经过不均等的细胞分裂，产生一个或多个芽体，再分化发育成新的个体。出芽生殖可分为"内出芽"和"外出芽"两种方式
有性生殖	
结合生殖	两个虫体在细胞口处互相连接，各自体内的核分裂并互相交换后分离，继续进行二分裂形成新个体
配子生殖	雌雄配子受精后形成合子，然后形成卵囊，个体在卵囊内形成
营养与代谢	①摄食方式有渗透、胞饮、吞噬 ②绝大多数为兼性厌氧生物，血液内寄生的原虫，如疟原虫则进行有氧代谢 ③糖的无氧酵解是原虫的主要代谢途径
原虫致病特点	
增殖作用	
破坏细胞	原虫只有在其生活史的某一发育阶段增殖到相当数量时，才能对宿主造成明显的损害和使其出现相应的临床症状
播散作用	当虫体增殖至相当数量时，即具备了向邻近或远方组织、器官播散的潜能，从而侵犯更多的组织和器官
机会性致病	有些原虫感染免疫功能正常的个体，宿主并不表现临床症状，暂时处于隐性感染阶段。但当机体抵抗力下降或免疫功能不全时，这些原虫的繁殖能力和致病力增强，患者将出现明显的临床症状
原虫致病机制	见表 7-4

表 7-4 原虫的主要致病机制

致病机制	虫种
寄生虫的毒性产物	
高分子量	所有原虫
低分子量	非洲锥虫
速发型超敏反应	疟原虫、非洲锥虫

续表

致病机制	虫　种
迟发型超敏反应	利什曼原虫、阿米巴、弓形虫
自身免疫	美洲锥虫
免疫抑制	疟原虫、非洲锥虫
机械性损伤	疟原虫

常见医学原虫

常见原虫有多种，寄生部位不尽同。

表 7-5　常见医学原虫及其分类（按寄生部位分类）

主要寄生部位	虫　名	科	目	纲
单核吞噬系统	杜氏利什曼原虫	锥虫科	动基体目	动鞭纲
	热带利什曼原虫	锥虫科	动基体目	动鞭纲
	巴西利什曼原虫	锥虫科	动基体目	动鞭纲
血液	布氏冈比亚锥虫	锥虫科	动基体目	动鞭纲
	布氏罗得西亚锥虫	锥虫科	动基体目	动鞭纲
泌尿生殖道	阴道毛滴虫	毛滴虫科	毛滴虫目	动鞭纲
口腔	口腔毛滴虫	毛滴虫科	毛滴虫目	动鞭纲
	齿龈内阿米巴	内阿米巴科	阿米巴目	叶足纲
肠道	人毛滴虫	毛滴虫科	毛滴虫目	动鞭纲
	脆弱双核阿米巴	毛滴虫科	毛滴虫目	动鞭纲
	蓝氏贾第鞭毛虫	六鞭毛科	双滴虫目	叶足纲
	溶组织内阿米巴	内阿米巴科	阿米巴目	叶足纲
	哈门内阿米巴	内阿米巴科	阿米巴目	叶足纲
	结肠内阿米巴	内阿米巴科	阿米巴目	叶足纲
	布氏嗜碘阿米巴	内阿米巴科	阿米巴目	叶足纲
	微小内阿米巴	内阿米巴科	阿米巴目	叶足纲
脑等	卡氏棘阿米巴	棘阿米巴科	阿米巴目	叶足纲
	福氏耐格里阿米巴	双鞭阿米巴科	裂核目	叶足纲
红细胞	间日疟原虫	疟原虫科	真球虫目	孢子纲
	三日疟原虫	疟原虫科	真球虫目	孢子纲
	恶性疟原虫	疟原虫科	真球虫目	孢子纲

续表

主要寄生部位	虫　名	科	目	纲
红细胞	卵形疟原虫	疟原虫科	真球虫目	孢子纲
肺泡	卡氏肺孢子虫	未定		
有核细胞	刚地弓形虫	弓形虫科	真球虫目	孢子纲
组织	人肉孢子虫	肉孢子虫科	真球虫目	孢子纲
小肠黏膜上皮细胞	贝氏等孢子虫	爱美虫科	真球虫目	孢子纲
	微小隐孢子虫	隐孢子虫科	真球虫目	孢子纲
结肠	结肠小袋纤毛虫	小袋科	毛口目	动基裂纲

第八章　叶 足 虫

一、溶组织内阿米巴

溶组织内阿米巴的形态与生活史

溶组织内阿米巴，分为包囊滋养体。感染阶段是包囊，经口感染进机体。
寄生肠道及肠外，致病阶段滋养体。

表 8-1　溶组织内阿米巴的形态与生活史

项　目	基本要点
形态	
滋养体	细胞质分为内质和外质，内质颗粒状，其内常有吞噬的红细胞；外质透明，细胞核为圆形泡状核，核仁居中，核膜内缘有一层排列均匀整齐的核周染粒
包囊	碘液染成棕黄色，有 1 ～ 4 个核，糖原泡呈棕黄色，边缘模糊。拟染体不着色，呈亮棒状
生活史	
适宜宿主	人，猫、犬、鼠偶尔也可作为宿主
寄生部位	肠内主要为盲肠、乙状结肠和升结肠等，肠外可见于肝、肺、脑等
感染阶段	四核包囊
感染方式	四核包囊污染的食物或水经口感染
寄生阶段	滋养体

表 8-2　四种碘染色阿米巴包囊的形态区别

	溶组织内阿米巴包囊	结肠内阿米巴包囊	布氏嗜碘阿米巴包囊	微小内蜒阿米巴包囊
直径	5 ～ 20μm	8 ～ 30μm	8 ～ 10μm	4 ～ 10μm
形状	圆或类圆	圆或类圆	不规则卵圆或类圆	类圆或椭圆
核数	1 ～ 4 个	多为 8 个	1 个	1 个
核仁	位于核中央	稍偏位	偏位	不清楚
糖原块	未成熟包囊可见糖原块，晚期则分散	同左	集中成 1 ～ 2 个棕色糖原块	未成熟包囊有时可见糖原块

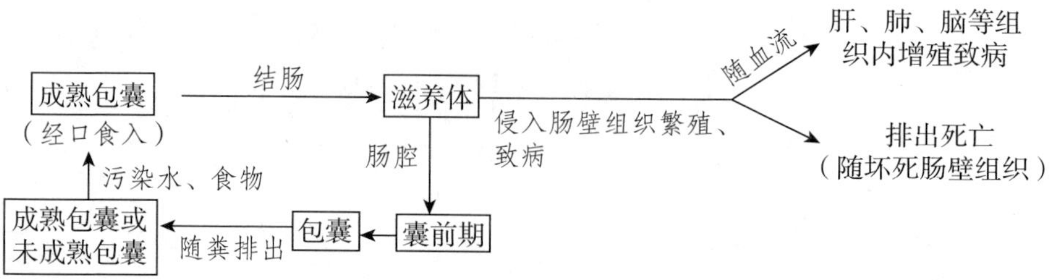

图 8-1 溶组织内阿米巴生活史

溶组织内阿米巴的致病特点及实验诊断

溶组织内阿米巴，致病因子有多种。溶解破坏组织 C，引起溃疡及炎症。

肠阿米巴病常见，肝肺或脑生脓肿。病原免疫影像学，诊断方法有多种。

注释：C，即 cell，细胞。

表 8-3 溶组织内阿米巴的致病特点及诊断

项　目	基本要点
致病特点	
致病性	
致病机制	溶组织内阿米巴滋养体具有侵入宿主组织或器官、适应宿主免疫反应和表达致病因子的能力，表达的致病因子可破坏细胞外间质，接触依赖性溶解宿主组织和抵抗补体的溶解作用
致病因子	①凝集素：介导滋养体吸附于宿主细胞表面，参与细胞信号转导，溶解宿主细胞 ②穿孔素：使靶细胞形成离子通道，呈孔状破坏 ③半胱氨酸蛋白酶：溶解靶细胞
病理	
肠阿米巴病	多发于盲肠，也可累及乙状结肠和升结肠，典型的病变是口小基底大的烧瓶样溃疡，溃疡间的黏膜正常或稍有充血水肿，除重症外原发病灶仅局限于黏膜层。镜下可见组织坏死伴少量的炎症细胞浸润，以淋巴细胞和浆细胞为主
肠外阿米巴病	往往呈无菌性、液化性坏死，周围浸润以淋巴细胞为主，极少伴有中性粒细胞。滋养体多在脓肿边缘，以肝脓肿最常见
临床表现	
肠阿米巴病	急性期以肠壁组织坏死、溃疡最为明显，患者出现腹痛、腹泻、排黏液血便，次数多，味极腥臭。慢性期出现组织破坏和愈合同时存在，纤维组织增生，肠腔增厚，形成局部包块
肠外阿米巴病	常见的有阿米巴肝脓肿、阿米巴肺脓肿。阿米巴脑脓肿和皮肤型阿米巴病偶尔可见

续表

项　目	基本要点
实验室诊断	
病原学诊断	
生理盐水涂片法	粪便检查活的滋养体，适用于急性患者或慢性患者急性发作
碘液涂片法	慢性腹泻患者以碘液染色检查包囊为主
体外培养	培养物常为粪便或脓肿抽出物。用 Ronbinson 培养基，对亚急性或慢性病例检出率比较高
核酸诊断	根据脓液、穿刺液等待检物中的虫体 DNA，可以区别溶组织内阿米巴和其他阿米巴原虫
免疫学诊断	可用间接血凝试验（IHA）、ELISA 或琼脂扩散法（AGD）从血清检测相应的特异性抗体
影像学诊断	对肠外阿米巴病，例如肝脓肿可用超声检查、计算机断层扫描术（CT），肺部病变则以 X 线检查为主
鉴别诊断	肠阿米巴病应与细菌性痢疾相鉴别，阿米巴肝脓肿应与肝癌、肝炎或其他脓肿相鉴别

溶组织内阿米巴的流行特点与防治原则

阿米巴病流行广，感染途径消化道。治疗患者带囊者，预防工作要搞好。

表 8-4　溶组织内阿米巴的流行特点与防治原则

项　目	基本要点
流行特点	呈世界性分布，其流行与环境卫生水平和社会经济状况关系甚大
流行环节	①传染源：粪便中持续带包囊者 ②传播途径：包囊污染的水和食物经口感染为主要传播方式 ③易感人群：无免疫力的人群均可感染
防治原则	①治疗患者和带囊者：急性患者用灭滴灵（甲硝唑）治疗，而带囊者主要用喹碘仿、巴龙霉素 ②切断传播途径：粪便无害化处理及注意保护水源，防止污染 ③注意个人卫生、饮食卫生，提高自我保护力

二、其他消化道阿米巴

概述

消化道内阿米巴，其他种类也不少。多为腔道共栖虫，体虚趁机可骚扰。

表 8-5 其他消化道阿米巴概况

其他阿米巴	基本要点
迪斯帕内阿米巴	与溶组织内阿米巴形态相同、生活史相似，二者鉴别可通过同工酶分析、ELISA 和 PCR 分析
结肠内阿米巴	滋养体直径 15 ~ 50μm，其核内含大而偏位的核仁和大小不一、排列不齐的核周染色质粒，胞质含颗粒、空泡和食物泡，多含细菌，以多个短小的伪足移动。包囊直径 10 ~ 35μm，核 1 ~ 8 个。仅寄生于结肠，不侵入组织，亦无临床症状。粪便检查可见包囊或滋养体
哈门内阿米巴	形态和生活史与溶组织内阿米巴相似。滋养体直径 4 ~ 12μm，不吞噬红细胞；包囊直径 4 ~ 10μm，流行病学检查中，常以包囊小于 10μm 与溶组织内阿米巴相鉴别
微小内蜒阿米巴	包囊直径 5 ~ 10μm，成熟包囊内有 4 个核，且含粗大核仁
布氏嗜碘阿米巴	包囊直径 5 ~ 20μm，包囊仅有 1 个核。主要特点是胞质含有圆形或卵圆形、边缘清晰的糖原泡，碘染成棕色团块，铁苏木精染色为泡状空隙
齿龈内阿米巴	生活史中仅有滋养体期，其形态与溶组织内阿米巴相似。在口腔疾病患者和正常人口腔中可检获，以直接接触感染为主

注释：这类原虫为腔道共栖原虫，一般不侵入人体组织，但大量原虫寄生或宿主防御功能减弱或合并细菌感染而致肠功能紊乱时，可能会出现症状。

三、致病性自由生活阿米巴

概述

自由生活阿米巴，常可致病有两种：耐格里属棘阿属，形态致病略不同。

表 8-6 耐格里属阿米巴与棘阿粑属阿米巴形态与生活史比较

	耐格里属阿米巴	棘阿粑属阿米巴
滋养体	呈长型，可形成鞭毛型	长圆形，有棘状伪足，无鞭毛型
包囊	圆形	圆形，不同种形态各异
感染期	滋养体	滋养体
感染方式	接触水源，经鼻黏膜侵入	经皮肤伤口、角膜等侵入
所致疾病	原发性阿米巴性脑膜脑炎	肉芽肿性阿米巴脑炎、皮肤损害、角膜炎

注释：自然界存在着许多种类的自由生活阿米巴，有些是潜在的致病原，可以侵入人体的中枢神经系统或其他器官，引起死亡或严重的损害。

第九章 鞭毛虫

一、杜氏利什曼原虫

概述

杜氏利什曼原虫，具有两种鞭毛体：无鞭毛体椭圆形，前鞭毛体呈梭形。

白蛉和人两宿主，白蛉叮咬感染人。

表 9-1 杜氏利什曼原虫的形态及生活史

项 目	基本要点
形态特点	
无鞭毛体	圆形或椭圆形，大小为（2.9 ~ 5.7）μm ×（1.8 ~ 4.0）μm，吉姆萨染色见细胞质淡蓝色，细胞核紫红色，较大，圆形，动基体、基体和根丝体融合成紫红色的小核，位于大核旁
前鞭毛体	呈梭形，细胞核位于虫体的中部，动基体靠近虫体的前端，基体在动基体之前，由此发出一根鞭毛，长度与虫体相近，弯曲，吉姆萨染色细胞质呈蓝色，核呈紫红色。在培养基内前鞭毛体常以虫体前端聚集成团，排列成菊花状
生活史特点	
两个宿主	白蛉和人（或哺乳动物）（生活史整个过程中需要）
寄生部位	无鞭毛体寄生在人和其他哺乳动物的单核巨噬细胞内，前鞭毛体寄生在白蛉的消化道内
感染阶段	前鞭毛体
侵入方式	经媒介昆虫（白蛉）叮咬，经皮肤感染
致病阶段	无鞭毛体。在单核巨噬细胞内二分裂造成细胞破坏

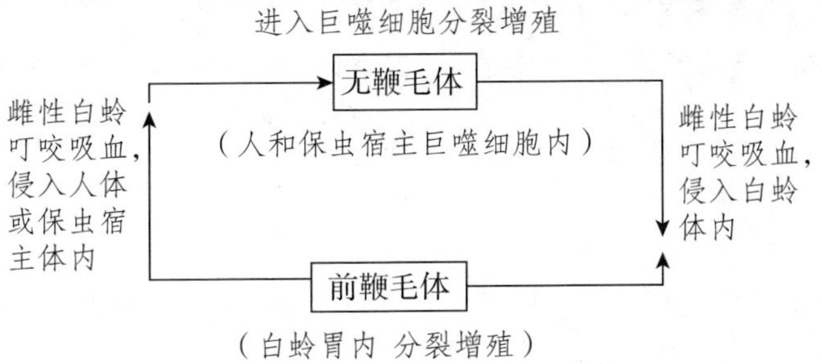

图 9-1 杜氏利什曼原虫生活史

杜氏利什曼原虫的致病性、诊断及预防

寄生人体单核C，临床引起黑热病。我国两种独特型，淋巴结型皮肤型。
肝脾肿大及贫血，严重感染要人命。穿刺检查病原体，免疫检查也常用。
治疗患者灭病犬，消灭白蛉重防治。

注释：C，即cell，细胞。

表 9-2 杜氏利什曼原虫的致病性、诊断与防治

项　目	基本要点
致病特点	
寄生部位	无鞭毛体主要寄生在肝、脾、骨髓淋巴结等器官的单核巨噬细胞内，引起内脏利什曼病（黑热病）
潜伏期	潜伏期长，人体感染杜氏利什曼原虫后，经3～5个月或更长的时间，才出现全身性症状及体征
重要特征	细胞增生是脾、肝、淋巴结肿大的基本原因，其中脾大最为常见。脾内血流受阻及纤维组织增生是造成脾大的主要原因
临床表现	①贫血是黑热病的主要症状之一，贫血的原因是脾功能亢进，脾大可引起脾功能亢进，血细胞在脾内被大量破坏。骨髓有巨噬细胞浸润，影响骨髓造血功能，可导致免疫溶血
	②蛋白总量下降，白蛋白和球蛋白比例倒置
	③蛋白尿和血尿
	④我国黑热病有两种特殊的临床表现：皮肤型黑热病和淋巴型黑热病
死亡原因	大量白细胞被破坏，数量减少。机体抵抗力下降，易发生并发症，可导致死亡
流行特点	
分布	杜氏利什曼原虫主要流行于印度和地中海沿岸国家。在我国，黑热病流行于长江以北的广大农村，与白蛉的地理分布一致
流行环节	
传染源	根据传染源不同，流行大致可分为人源型、犬源型、自然疫源型
传播途径	白蛉叮人吸血是主要的传播途径，输血也有感染的可能
易感人群	人群均可感染。治愈后可产生终身免疫
诊断	
病原学诊断	
穿刺检查	骨髓穿刺最常用，检出率最高；淋巴结穿刺虽安全、简便易行，但检出率较低，常用于疗效考核；脾穿刺检出率最高，但不安全

续表

项　目	基本要点
皮肤活组织检查	疑为皮肤型黑热病时，可用此法检查
体外培养法	穿刺液接种在培养基上培养，检查前鞭毛体
动物接种法	穿刺物接种到易感动物腹腔内，取肝、脾作切片或涂片，染色、镜检
免疫学诊断	ELISA、IHA、DOT-ELISA 等
治疗与预防	①治疗患者、消灭病犬。治疗药物为葡萄糖酸锑钠
	②消灭白蛉，以药物灭蛉为主。加强个人防护，以防白蛉叮咬

二、锥虫

冈比亚锥虫与罗得西亚锥虫

罗得西亚冈比亚，两种锥虫相雷同。严重损伤中枢系，临床俗称睡眠病。

治疗患者很重要，预防积极灭舌蝇。

表 9-3　锥虫概况

项　目	基本要点
形态特点	具多型性，可分为细长型、中间型和粗短型
生活史特点	两种锥虫均可寄生于人、哺乳动物、爬行动物、禽类等，早期存在于血液或淋巴液中，晚期可侵入脑脊液。感染方式是通过舌蝇叮咬，将感染阶段循环后期锥鞭毛虫注入人体（图 9-2）
致病特点	两种锥虫最严重的损害是侵入中枢神经系统，导致脑膜炎、嗜睡、昏迷，甚至死亡，所以又称为睡眠病
实验室诊断	血涂片查锥鞭毛体
流行与防治	冈比亚锥虫流行于西非、中非，罗得西亚锥虫主要流行于东非。防治要点为治疗患者，消灭保虫宿主及传播媒介

枯氏锥虫

罗得西亚冈比亚，枯氏锥虫共三种。三者之间相比较，少有相同多不同。

感染途径及媒介，对人危害不相同。

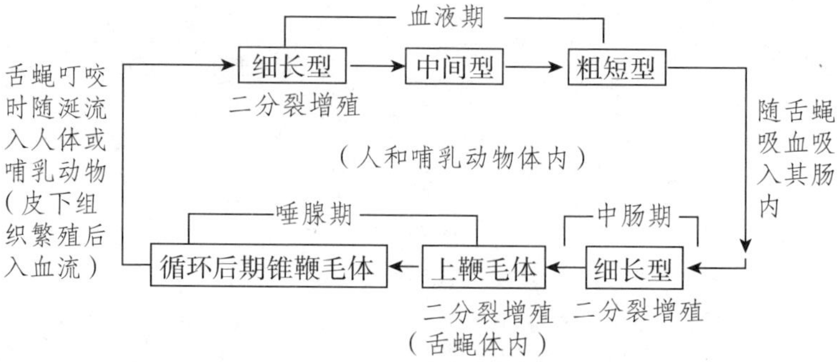

图 9-2　布氏冈比亚锥虫和布氏罗得西亚锥虫生活史

生活史要点：

(1) 完成生活史需要 2 个宿主，即人（或哺乳动物）与舌蝇

(2) 在人（或哺乳动物）体内形态呈多型性，有细长型、中间型和粗短型 3 种形态，主要是细长型和粗短型两种，是致病阶段。锥鞭毛体寄生在血液或组织细胞中，对人最严重的损害是侵入中枢神经系统，导致脑膜炎、嗜睡、昏迷，甚至死亡

(3) 布氏冈比亚锥虫和布氏罗得西亚锥虫完成生活史需要舌蝇属采采蝇传播，其传播途径是通过采蝇叮咬人体，感染阶段循环后期锥鞭毛体随其涎流注入人体，属涎源性锥虫

表 9-4　枯氏锥虫

项　目	基本要点
形态特点	
无鞭毛体	椭圆形，有细胞核和动基体，寄生于人体组织细胞内
上鞭毛体	纺锤形，动基体在核的前方，游离鞭毛自核的前方发出，存在于锥蝽的消化道内
锥鞭毛体	虫体细长，细胞核位于虫体的中部，后端有一根游离的鞭毛，主要寄生于血液
生活史特点	寄生于人、哺乳动物血液或组织细胞中。感染方式是通过媒介锥蝽的粪便污染伤口感染，也可通过胎盘、输血或食入被锥蝽粪便污染的食物而获得感染（图 9-3）
致病特点	可引起多种病变，急性期可出现心肌炎和心内膜炎，慢性期表现为心脏增大、心肌肥厚、心律失常等
实验室诊断	主要是通过血涂片查锥鞭毛体，活体组织检查无鞭毛体
流行与防治	主要分布于南、中美洲。防治要点为治疗患者、消灭保虫宿主及传播媒介

表 9-5　三种锥虫在流行地区、媒介传播及对人体危害上的差异

虫　种	流行地区	媒介及感染途径	对人体危害
冈比亚锥虫	西非 中非	舌蝇属采采蝇感染阶段随唾液注入（涎源性锥虫）	锥虫下疳、发热、骨关节痛中枢神经损害、脑膜炎（睡眠病）
罗得西亚锥虫	东非	同上	基本同上，但症状较上严重
枯氏锥虫	南美洲 中美洲	锥蝽粪便污染伤口（粪源性锥虫）	肝、脾、淋巴结肿大，脑膜炎、心肌炎

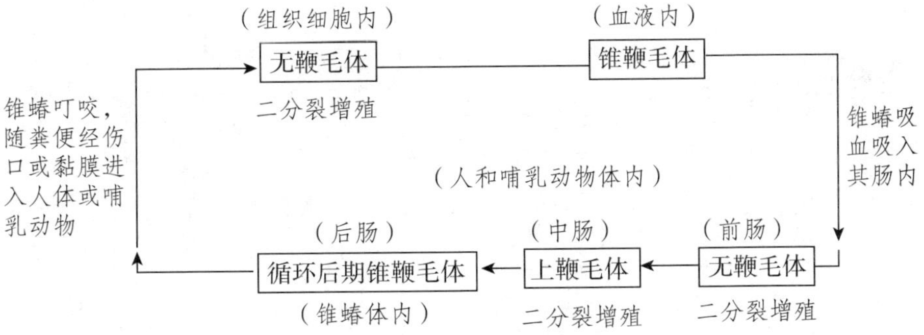

图 9-3 枯氏锥虫生活史

生活史要点：

(1) 完成生活史需要 2 个宿主，即人（或哺乳动物）与锥蝽

(2) 在人（或哺乳动物）体内有无鞭毛体和锥鞭毛体两个时期。无鞭毛体寄生在组织细胞内，锥鞭毛体寄生在血液中，枯氏锥虫可侵犯组织和血液，引起恰加斯病（Cllagas disease）

(3) 枯氏锥虫完成生活史需要锥蝽传播，其传播途径是感染阶段后期锥鞭毛体随锥蝽粪便经破损皮肤和黏膜进入人体，属粪源性锥虫

三、蓝氏贾第鞭毛虫

概述

蓝氏贾第鞭毛虫，包囊滋养体两种。繁殖阶段滋养体，经口感染吞包囊。
寄生十二指肠内，引起腹泻及炎症。治疗患者带虫者，预防重在讲卫生。

表 9-6 蓝氏贾第鞭毛虫

项 目	基本要点
形态特点	
滋养体	呈梨形，两侧对称，前端钝圆，后端尖细，有吸器、细胞核、中体、鞭毛等结构。虫体借助鞭毛的摆动进行运动
包囊	椭圆形，囊壁厚，未成熟包囊有 2 个核，成熟包囊有 4 个核。包囊内还可见中体和鞭毛组成的丝状物
生活史特点	
繁殖阶段	滋养体，二分裂繁殖
传播阶段	包囊，在外界抵抗力较强
寄生部位	主要寄生在十二指肠内，借吸盘吸附肠壁
感染期	成熟四核包囊
感染途径与方式	包囊随粪便排出，污染食物和饮水，经口感染
致病特点	
虫株毒力	如 GC 株具有较强的致病力，ISR 株致病力较弱
先天或后天丙种球蛋白缺乏	有学者认为 IgA 缺乏是导致蓝氏贾第鞭毛虫病的重要因素
二糖酶缺乏	导致腹泻的原因之一

续表

项　目	基本要点
其他	吸盘的机械性损伤，分泌物代谢产物的化学刺激，夺取营养等
病理学改变	典型的卡他性炎症病理组织学改变
临床表现	感染包囊多为无症状带虫者。可有急、慢性腹泻，后者常伴有呼吸不良综合征。儿童感染病程长，可影响儿童生长发育。在旅游者中发病率高，故又称“旅游者腹泻”。若寄生于胆道系统可能引起胆囊炎或胆管炎
流行特点	
传染源	粪便内排有包囊的慢性患者或带囊者
传播途径	主要通过食入或饮用包囊污染的食物和水。苍蝇和蟑螂在该病的传播上也起一定的作用
易感人群	人均可感染，儿童、老年、免疫力低下者尤其易感
流行分布	蓝氏贾第鞭毛虫呈世界性分布，感染率高低主要取决于当地的卫生状况
实验室诊断	
病原学诊断	①粪便检查：腹泻患者用生理盐水涂片法查滋养体。慢性患者或带囊者用碘液染色查包囊 ②十二指肠引流液检查滋养体 ③小肠活体组织检查
免疫学检查	酶联免疫吸附试验、间接荧光抗体试验等均有较高的敏感性和特异性
分子生物学方法	应用生物素标记或用放射性物质标记的DNA探针等
防治原则	①治疗患者和带囊者，常用药物有甲硝唑、丙硫咪唑、痢特灵等 ②切断传播途径：加强粪便管理、保护水源 ③注意个人饮食卫生，防止包囊入口

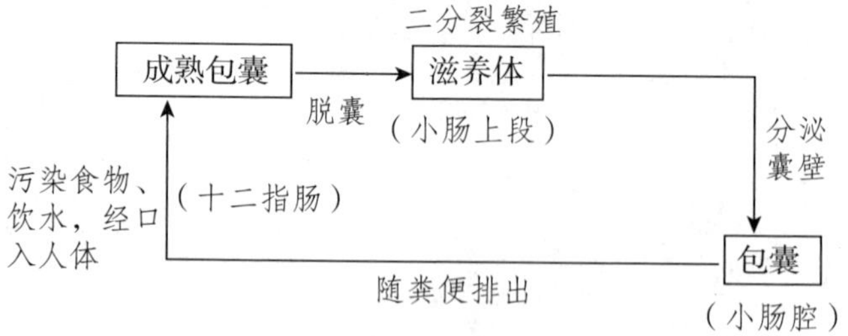

图 9-4　蓝氏贾第鞭毛虫生活史

生活史要点：

（1）生活史包括滋养体和包囊两个时期，包囊 - 滋养体 - 包囊是其生活史基本发育过程

（2）滋养体能运动、取食及二分裂繁殖，是致病阶段；包囊不能运动、摄食和繁殖，是传播阶段

（3）人体感染是通过吞入成熟包囊，在十二指肠内脱囊形成滋养体，吸盘吸附于小肠绒毛表面，在环境不利时滋养体形成包囊使其排出，导致传播

四、阴道毛滴虫

概述

阴道毛滴虫，侵犯泌尿道。服用甲硝唑，疗效非常高。个人卫生好，预防很重要。

表 9-7　阴道毛滴虫

项　目	基本要点
形态与生活史	
形态	虫体呈梨形或椭圆形，有轴柱、细胞核、基体、鞭毛、波动膜等结构，借助鞭毛和波动膜的摆动作旋转运动
生活史	生活史简单，感染阶段和致病阶段均为滋养体
感染方式	直接或间接接触
致病特点	
寄生部位	①阴道毛滴虫寄生于男性、女性泌尿生殖道，主要引起滴虫阴道炎、尿道炎或前列腺炎，有的妇女阴道内虽有虫体寄生，但无临床症状 ②正常妇女阴道中由于乳酸杆菌的存在，使 pH 保持酸性，抑制虫体的生长繁殖。滴虫致病与妇女生殖系统生理和妇科疾病有关，如妊娠、月经后阴道内 pH 接近中性或碱性，有利于虫体的生长
致病机制	与虫体毒力、虫体对靶细胞的接触杀伤作用、虫体的吞噬作用以及虫体鞭毛分泌的细胞分离因子等有关。黏附于泌尿生殖道的上皮细胞是滴虫致病作用的关键
实验室诊断	生理盐水直接涂片法检查滋养体，或取阴道分泌物体外培养，也可用免疫学方法、DNA 探针等检查
防治原则	①阴道毛滴虫呈世界性分布，传染源为患者和带虫者，因此要定期普查。及时治疗患者和带虫者，常用的药物为甲硝唑，口服或局部外用 ②改进公共卫生设施 ③注意个人卫生及经期卫生等

五、其他毛滴虫

概述

人毛滴虫不致病，口腔滴虫致病症。毛滴虫中有其他，双核阿米及蠊缨。

续表

表 9-8 两种毛滴虫的主要特点

虫种	主要形态特征	感染方式	致病	诊断	防治
人毛滴虫	3～5根前鞭毛和1根后鞭毛，后鞭毛与波动膜外缘相连游离于尾端，波动膜内侧有一肋	滋养体污染的食物和饮水，经口感染	一般认为无致病作用，可能会引起腹泻	粪便直接涂片或人工培养法	注意个人卫生和饮食卫生，治疗药物有甲硝唑、中药雷丸
口腔毛滴虫	4根前鞭毛和1根无游离端的后鞭毛，波动膜长于阴道毛滴虫	滋养体经接吻或经飞沫、食物、餐具而感染	感染后难以消除，可能与牙周炎、牙龈炎、龋齿等有关	齿龈刮取物直接涂片	保持口腔卫生，如有口腔疾患可用甲硝唑

注释：其他毛滴虫中还有脆弱双核阿米巴和蠊缨滴虫。

第十章　孢子虫

一、疟原虫

概述

疟原虫是单细胞，基本结构核质膜。疟原虫在红细胞，可以分为三类型：
滋养体与裂殖体，二者各分早晚期；配子体分雌与雄，有性生殖可进行。

表 10-1　疟原虫的形态结构

项　目	基本要点
基本结构	包括胞核、胞质和胞膜，环状体以后各期尚有消化分解血红蛋白后的最终产物——疟色素。血片经吉氏或瑞氏染液染色后，核呈紫红色，胞质为天蓝至深蓝色。疟色素呈棕黄色、棕褐色或黑褐色
红细胞内发育各期的形态	
滋养体	①环状体：又称早期滋养体，胞核小，胞质少，中间有空泡，虫体多呈环状 ②大滋养体：又称晚期滋养体，虫体长大，胞核亦增大，胞质增多，有时伸出伪足，胞质中开始出现疟色素。间日疟原虫和卵形疟原虫寄生的红细胞体积胀大，颜色变浅，常有明显的红色薛氏点；被恶性疟原虫寄生的红细胞有粗大的紫褐色茂氏点；被三日疟原虫寄生的红细胞可有齐氏点
裂殖体	①晚期滋养体发育成熟，核开始分裂后即称为裂殖体 ②核经反复分裂，最后胞质随之分裂，每一个核被部分胞质包裹，成为裂殖子 ③早期的裂殖体称为未成熟裂殖体 ④晚期含有一定数量的裂殖子且疟色素已经集中成团的裂殖体称为成熟裂殖体
配子体	①疟原虫经过数次裂体增殖后，部分裂殖子侵入红细胞中发育长大，核增大而不再分裂，胞质增多而无伪足，最后发育成为圆形、卵圆形或新月形的个体，称为配子体 ②雌（大）配子体虫体较大，胞质致密，疟色素多而粗大，核致密而偏于虫体一侧或居中 ③雄（小）配子体虫体较小，胞质稀薄，疟色素少而细小，核疏松而位于虫体中央
四种疟原虫的主要形态比较	见表 10-2

薄血膜中四种疟原虫的比较

薄血膜片来观察，可见四种疟原虫。形态结构不相同，仔细观察可区分。

表 10-2 薄血膜中四种疟原虫的主要形态比较

项目	间日疟原虫	恶性疟原虫	三日疟原虫	卵形疟原虫
被寄生的红细胞的变化	除环状体外，其余各期均胀大，色淡；滋养体期开始出现较多鲜红色、细小的薛氏小点	正常或略小，可有数颗粗大紫红色的茂氏点	正常或略小，偶见少量、淡紫色、微细的齐氏小点	略胀大、色淡，多数卵圆形，边缘不整齐，常见较多红色、粗大的薛氏小点，且环状体期已出现
环状体（早期滋养体）	胞质淡蓝色，环较大，约为红细胞直径的1/3；核1个，偶有2个；红细胞内只含1个原虫，偶有2个	环纤细，约为红细胞直径的1/5；核1～2个；红细胞内可含2个以上原虫；虫体常位于红细胞边缘	胞质深蓝色，环较粗壮，约为红细胞直径的1/3；核1个；红细胞内很少含有2个原虫	似三日疟原虫
大滋养体（晚期滋养体）	核1个；胞质增多，形状不规则，有伪足伸出，空泡明显；疟色素棕黄色，细小杆状，分散在胞质内	一般不出现在外周血液，主要集中在内脏毛细血管。体小，圆形，胞质深蓝色；疟色素黑褐色，集中	体小，圆形或带状，空泡小或无，亦可呈大环状；核1个；疟色素深褐色、粗大颗粒状，常分布于虫体边缘	体较三日疟原虫大，圆形，空泡不显著；核1个；疟色素似间日疟原虫，但较少、粗大
未成熟裂殖体	核开始分裂，胞质随着核的分裂渐呈圆形，空泡消失；疟色素开始集中	外周血不易见到。虫体仍似大滋养体，但核开始分裂；疟色素集中	体小，圆形，空泡消失；核开始分裂；疟色素集中较迟	体小，圆形或卵圆形，空泡消失；核开始分裂；疟色素集中较迟
成熟裂殖体	虫体充满胀大的红细胞，裂殖子12～24个，排列不规则；疟色素集中	外周血不易见到。裂殖子8～36个，排列不规则；疟色素集中成团	裂殖子6～12个，常为8个，排成一环；疟色素常集中在中央	裂殖子6～12个，通常8个，排成一环；疟色素集中在中央或一侧
雌配子体	虫体圆形或卵圆形，占满胀大的红细胞，胞质蓝色；核小致密，深红色，偏向一侧；疟色素分散	新月形，两端较尖，胞质蓝色；核结实，深红色，位于中央；疟色素黑褐色，分布于核周围	如正常红细胞大，圆形；胞质深蓝色；核较小而致密，深红色，偏于一侧；疟色素多而分散	虫体似三日疟原虫，疟色素似间日疟原虫
雄配子体	虫体圆形，胞质蓝而略带红色；核大，疏松，淡红色，位于中央；疟色素分散	腊肠形，两端钝圆，胞质蓝而略带红色；核疏松，淡红色，位于中央；疟色素分布核周	略小于正常红细胞，圆形；胞质浅蓝色；核较大，疏松，淡红色，位于中央；疟色素分散	虫体似三日疟原虫，疟色素似间日疟原虫

注释：寄生在人体的疟原虫有间日疟原虫、恶性疟原虫、三日疟原虫、卵形疟原虫，我国主要有间日疟原虫和恶性疟原虫。三日疟原虫少见，卵形疟原虫罕见。

疟原虫生活史

终末寄生是按蚊，蚊中繁殖分两种：配子生殖是有性，孢子增殖属无性。
蚊子叮人传染人，中间宿主是人群。裂体生殖属无性，增殖部位两处分：
一为红细胞外期，增殖部位在肝C；一为红细胞内期，增殖部位在红C；
产生雌雄配子体，蚊虫吸血进蚊体。

注释：C，即cell，细胞。

表10-3 疟原虫生活史

项目	基本要点
在人体内的发育	
红细胞外期	红细胞外期：疟原虫在肝细胞内的发育称为红细胞外期。四种疟原虫在肝细胞内均进行裂体生殖，间日疟原虫速发型子孢子进入肝细胞后发育迅速，而迟发型子孢子进入肝细胞后呈休眠状态，称休眠体
红细胞内期	①红细胞内裂体增殖阶段为致病阶段：来自肝细胞的裂殖子侵入红细胞，在红细胞内进行裂体增殖，呈周期性发育，即环状体-滋养体-裂殖体-裂殖子-环状体。疟原虫在红细胞内完成一代裂体增殖周期，间日疟原虫和卵形疟原虫为48小时，三日疟原虫为72小时，恶性疟原虫为36～48小时 ②配子体形成：红细胞内期经数代裂体增殖后，一部分裂殖子侵入红细胞后，发育为雌雄配子体，开始有性生殖，这个过程称配子体形成
在蚊体内的发育	①雌雄配子体进入蚊胃后，经配子生殖和孢子生殖，发育为大量子孢子。进入蚊唾液腺，蚊子叮咬人时，子孢子随唾液进入人体。子孢子为疟原虫的感染阶段 ②我国主要传疟蚊种：中华按蚊、嗜人按蚊、微小按蚊和大劣按蚊
感染阶段	子孢子（迟发型、速发型）、红细胞内裂体增殖各期
感染途径	雌性按蚊吸血时子孢子（迟发型、速发型）经皮肤感染，红细胞内裂体增殖各期经输血感染或胎盘垂直传播
生殖方式	有性生殖和无性生殖，世代交替
裂殖子对红细胞的选择性	间日疟原虫多侵犯网织红细胞；恶性疟原虫多侵犯各期红细胞，贫血较重

疟原虫的致病性与免疫

疟疾俗称打摆子，摧残病人真疯狂。稻谷黄时病倒床，闷心摆子似虎狼[1]。
引起贫血肝脾肿，还可复发与再燃。仍有一定免疫力，可惜效果不理想。

注释：[1] 指每年7～9月份，就会感染疟疾病例，疟疾发病如虎、狼一样可怕。

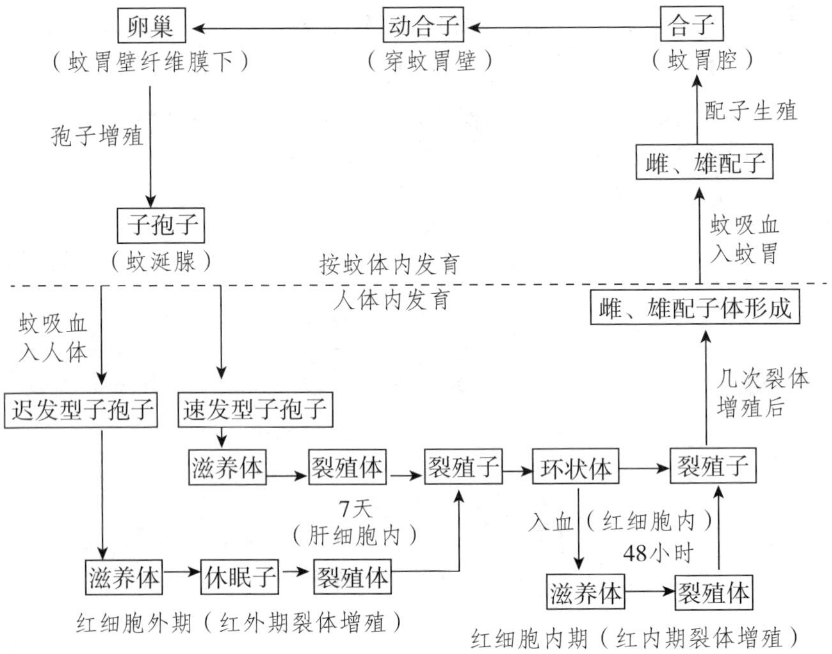

图 10-1　间日疟原虫生活史

人是中间宿主，无性生殖（裂体增殖）；按蚊是终末宿主，有性生殖（配子生殖）、无性生殖（孢子增殖）

轻松一刻

疟疾打油诗

冷来时冷得在冰凌上卧，热来时热得在蒸笼里坐，疼时节疼得天灵破，颤时节颤得牙关儿挫，只被你害杀人也么歌，只被你害杀人也么歌，真个是一日之内寒来暑往人难过。

表 10-4　疟原虫的致病性与免疫

项　目	基本内容
致病特点	
潜伏期	由疟原虫侵入人体到疟疾发作之前所需时间称潜伏期，包括红细胞外期和数代红细胞内裂体增殖所需的时间
发作	①典型发作表现为寒战、高热和出汗退热三个连续阶段

续表

项　目	基本内容
发作	②发作的原因：红细胞内裂体增殖成熟后，被寄生的红细胞破坏，其中裂殖子、疟原虫代谢产物、破碎的红细胞和变性的血红蛋白进入血流，被巨噬细胞和中性粒细胞吞噬，使这些细胞产生内源性致热原，与疟原虫的代谢产物一并作用于下丘脑体温调节中枢，引起体温调节紊乱，体温升高。随着血中刺激物被吞噬和降解，机体通过大量出汗，体温下降至正常
	③发作的周期性：红细胞内期裂体是发作的基础，因此发作具有周期性，发作周期与疟原虫红细胞内裂体增殖所需时间一致。间日疟原虫和卵形疟原虫红细胞内裂体增殖周期为 48 小时，三日疟原虫为 72 小时，恶性疟原虫为 36 ～ 48 小时
再燃与复发	①疟疾初发停止后，在无重新感染情况下，由残存在红细胞内期的少数疟原虫大量增殖引起的疟疾发作，称为再燃。四种疟原虫均可以发生再燃
	②疟疾患者经治疗，疟疾停止发作，在无重新感染的情况下，迟发型子孢子在肝细胞中经过较长时间的休眠后进行裂体增殖，裂殖子进入红细胞引起的发作称为复发
	③间日疟和卵形疟既可发生再燃又可发生复发。恶性疟和三日疟仅可发生再燃
贫血	疟疾发作数次后，可出现贫血，以恶性疟原虫为最重。主要原因是疟原虫直接破坏红细胞，引起脾功能亢进，吞噬细胞吞噬功能增强；免疫溶血；骨髓造血功能受到抑制
肝、脾大	肝、脾大是疟疾患者的主要体征。主要由于脾充血和单核巨噬细胞增生
凶险型疟疾	多见于恶性疟患者，间日疟患者偶尔可见。其发病机制复杂，主要有机械阻塞学说和炎症反应学说
免疫应答	
先天性抵抗力	这种抵抗力与疟疾感染史无关，与宿主的种类和遗传特性有关。如 90% 的西非黑种人对间日疟不易感，镰状贫血儿童对恶性疟不易感等
获得性免疫	
种属特异性	疟原虫抗原复杂，多数抗原具有种属特异性
免疫机制	十分复杂，体液免疫和细胞免疫在保护免疫中有十分重要的作用
带虫免疫	感染疟原虫可以诱导机体产生一定的保护性免疫力，对再感染有一定的免疫力，但体内有少量疟原虫，若疟原虫消失，免疫力即下降
免疫逃逸机制	①寄生部位：在宿主细胞寄生以逃避免疫攻击 ②抗原变异和抗原多态性 ③改变宿主的免疫应答性

疟原虫的诊断与防治

采血涂片与染色，检查疟原虫三体[1]，治疗患者要彻底[2]，驱蚊灭蚊防蚊叮。

注释：[1] 指环状体、裂殖体和配子体。

[2] 包括现症患者的治疗和抗复发治疗。

表 10-5　疟疾诊断及防治

项　目	基本要点
实验室诊断	
病原学诊断要点	
检查方法	用厚、薄血涂片检查，吉氏染色或瑞氏染色
外周血涂片	可以发现间日疟原虫、卵形疟原虫和三日疟原虫的环状体、裂殖体和配子体
检查时间	间日疟发作后几小时为宜，恶性疟在发热时最好，此时主要查到环状体
厚、薄血涂片	优缺点：薄血涂片中疟原虫形态典型、易辨认，但是诊断时发现疟原虫较难，费时间。厚血膜上找到疟原虫容易，省时间，但疟原虫形态不典型，不易辨认
其他	免疫学诊断、分子生物学诊断技术等
流行病学	
流行环节	
传染源	带配子体的疟疾患者和带虫者
传播途径	通过雌性按蚊叮咬传播
易感人群	无保护性免疫力的人群
流行因素	与社会因素和自然因素有关。自然因素与蚊虫的生长发育有关。社会因素与人类的活动、人口流动、人群的风俗习惯和经济文化状况有关
防治原则	
治疗患者	包括现症患者的治疗和抗复发的治疗。杀灭红细胞内期疟原虫的药物主要有氯喹、青蒿素和咯萘啶。杀灭红细胞外期疟原虫和配子体的药物有伯氨喹
防蚊、灭蚊	切断传播途径
保护易感人群	包括个人和群体预防。预防用药主要有氯喹、乙胺嘧啶等

二、刚地弓形虫

概述

刚地弓形虫感染，猫科动物终宿主。传播途径有多种，中间宿主有人群。

寄生任何有核C，红C无核不寄生。流行区域较广泛，临床表现多样性。

治疗患者和病猪，饮食卫生要注意。

注释：C，即cell，细胞。

表 10-6　刚地弓形虫概况

项　目	基本要点
形态特点	
滋养体	在宿主细胞内分裂增殖的虫体，包括速殖子和缓殖子。游离的速殖子呈月牙形，4 ~ 7μm，一端较尖，一端钝圆；一边扁平，一边膨隆。核在中央，吉氏染色呈紫红色，胞质呈蓝色，核与尖端之间有染成浅红色的副核体。被宿主细胞膜包绕的虫体集合体称假包囊
包囊	在有核细胞内形成囊壁，含数个至数千个缓殖子
卵囊	见于猫粪中，圆形，10 ~ 12μm，成熟时含 2 个孢子囊，每个又含 4 个子孢子
裂殖体	在猫科动物小肠上皮内发育增殖形成裂殖体，裂殖子侵入小肠上皮内发育为配子体阶段
生活史特点	
终宿主	猫及猫科动物
中间宿主	人和多种哺乳动物
感染阶段	卵囊、包囊、假包囊和滋养体
传播途径	弓形虫有多种侵入途径，经口、胎盘、损伤的皮肤、输血和器官移植感染，以经口感染为主
在人体内的寄生部位	除红细胞外的任何有核细胞
弓形虫隐性感染和弓形虫病	弓形虫在人体寄生有两种结局，即弓形虫隐性感染和弓形虫病，多为隐性感染
致病特点	
先天性弓形虫病	孕妇获得感染者，经胎盘血流感染胎儿，可造成流产、早产、畸胎或死产。以妊娠早期感染症状较重
获得性弓形虫病	食入未煮熟的含包囊和假包囊的动物肉，或食入卵囊污染的食物或饮水而感染，多呈隐性感染，也可因虫体侵袭部位和机体反应性不同而呈现不同的临床表现，如淋巴结肿大，其次累及脑、眼部，引起中枢神经系统异常表现
机会性致病	慢性隐性感染者，因宿主免疫力下降，可转为急性弓形虫病，常成为致死的原因。弓形虫主要侵犯脑、眼、淋巴结、心、肺和肌肉等组织器官
实验室诊断	
病原学检查	①涂片染色法：取腹水、胸水、脑脊液、渗出液等涂片染色镜检
	②用动物接种或细胞培养查滋养体
免疫学检查	目前广泛应用的辅助诊断手段，常用的有染色试验（DT）、间接血凝试验（IHA）、间接荧光抗体试验（IFA）检测抗体，用酶联免疫吸附试验（ELISA）检测抗体或抗原等
分子生物学技术	如 DNA 探针、PCR 等

续表

项　目	基本要点
流行特点与防治原则	
流行原因	①多种生活史阶段都具感染性 ②中间宿主广，家畜、家禽均易感 ③可在宿主之间多向交叉传播 ④包囊可长期生存在中间宿主组织内 ⑤卵囊排放量大 ⑥滋养体、包囊、卵囊有较强抵抗力 ⑦感染途径广
流行环节	①传染源：动物是本病的传染源，猫及猫科动物是重要传染源。也可垂直传播 ②传播途径：食入未煮熟的含各发育期弓形虫的肉制品、蛋类、奶类或被卵囊污染的食物和水可致感染。输血、器官移植也可引起感染 ③易感人群：人类普遍易感，胎儿、儿童、肿瘤和免疫缺陷患者等尤其易感
防治要点	治疗患者、病畜（主要用磺胺嘧啶与乙胺嘧啶治疗），纠正不良的饮食习惯，注意饮食卫生和个人卫生

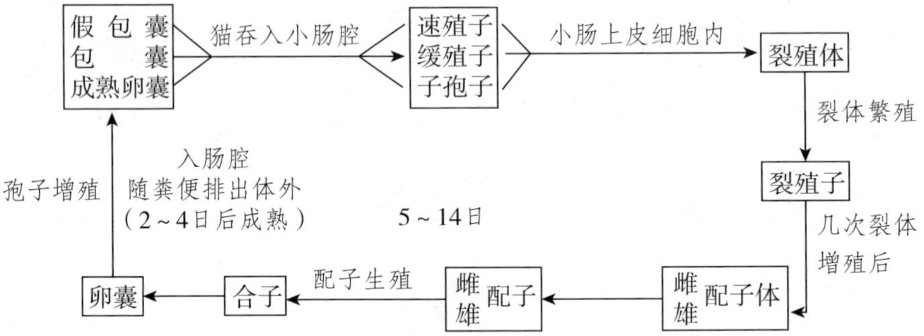

图 10-2　刚地弓形虫终宿主猫体内发育

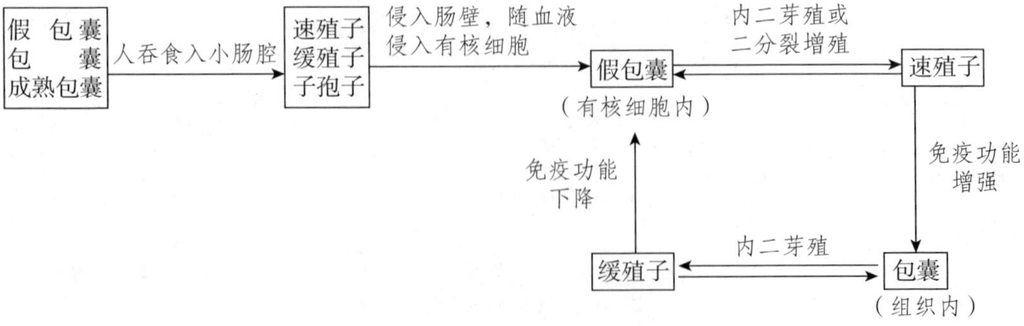

图 10-3　刚地弓形虫中间宿主人体内发育

三、隐孢子虫

概述

隐孢子虫生活史，世代交替来增殖。宿主包括人牛等，小肠部位来寄生。

卵囊经口可感染，重复感染在自体。重在预防防感染，还应增强免疫力。

表 10-7　隐孢子虫

项　目	基本要点
形态	卵囊呈圆形或椭圆形，直径 4 ～ 6μm，成熟卵囊内含 4 个裸露的子孢子和残留体。子孢子呈月牙形，残留体由颗粒状物和一空泡组成
生活史	
生殖方式	有性生殖（配子生殖）和无性生殖（裂体增殖和孢子增殖），经世代交替
宿主	人、牛等。在同一宿主体内可完成生活史
寄生部位	宿主小肠上皮细胞膜与胞质间形成的纳虫空泡内
感染阶段、感染途径	厚壁卵囊起传播作用，经口感染；薄壁卵囊为自体内重复感染
致病性	免疫正常宿主感染症状较轻，潜伏期为 3 ～ 8 天，急性起病，以腹泻为主，病程多为自限性，持续 7 ～ 14 天。免疫缺陷宿主症状重，常为持续性霍乱样水泻，病程可迁延数月至 1 年
实验室诊断	粪便涂片，常用金胺酚染色法或改良抗酸染色法，或金胺酚—改良抗酸染色法检查卵囊
防治要点	注意环境卫生，防止粪便污染食物和水源，注意个人卫生和饮食卫生，保护免疫功能缺陷或低下的人群，增强其免疫力

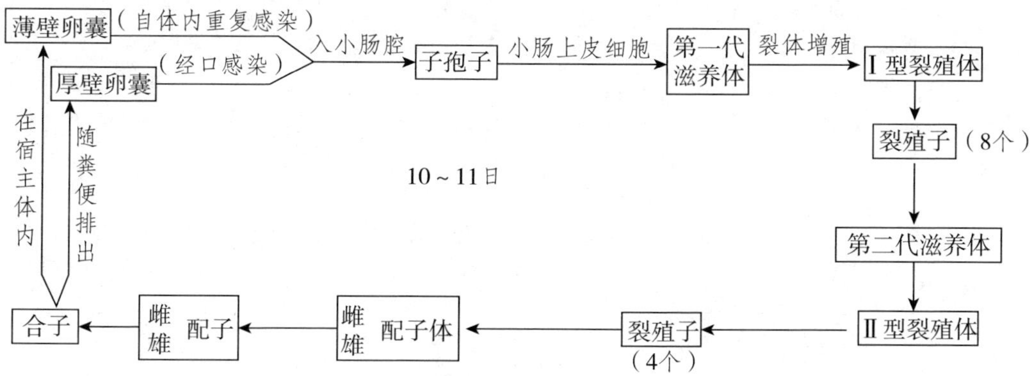

图 10-4　隐孢子虫生活史

四、其他孢子虫

概述

几种其他孢子虫，也可使人生疾病。

表 10-8　其他孢子虫的主要特点

虫　种	主要形态特征	感染方式	致　病	诊　断	防　治
耶氏肺孢子虫	滋养体：多态性，直径 1 ～ 5μm，胞核一个。包囊：圆形，直径 4 ～ 6μm，成熟包囊含有 8 个呈香蕉形的囊内小体	成熟包囊经空气或飞沫进入肺部	机会性致病，引起间质性浆细胞性肺炎	痰液、支气管液、肺组织涂片	注意环境空气消毒，提高患者免疫力。治疗药物为复方新诺明
肉孢子虫	成熟卵囊：椭圆形，内含 2 个呈卵圆形的孢子囊，每个孢子含 4 个子孢子	人因食入中间宿主（牛，猪）肌肉内肉孢子虫而感染	可引起消化道、肌肉的损伤，肉孢子毒素对神经系统、心、肾上腺、肝、肠等损伤，甚至致死	粪便检查卵囊，孢子囊肌肉活检	不生食或半生食肉，加强粪便和饮水的管理。治疗药物为磺胺药
等孢球虫	卵囊呈长椭圆形，直径 10 ～ 30μm。成熟卵囊内含 2 个椭圆形孢子囊，每个孢子囊内含 4 个半月形子孢子和一个残留体	人因食入成熟卵囊污染的食物和饮水而感染	偶尔出现慢性腹泻，严重者出现脂肪泻甚至死亡	粪便中检查卵囊	加强粪便和饮水的管理，注意饮食卫生。治疗药物为磺胺药
微孢子虫	成熟孢子呈圆形或椭圆形，2 ～ 3μm，螺旋状极管从前端固定盘连至虫体末端，并缠绕胞核	成熟孢子被吞食后感染	机会性致病，脑炎、肝炎、肾炎、尿道炎、角膜炎、慢性腹泻	粪便、尿液、十二指肠液检查孢子	注意个人卫生。治疗药物有甲硝唑、依曲康唑、阿苯达唑等
人芽囊原虫	空泡型虫体呈卵圆形，多为 4 ～ 15μm，中央为空泡，核 1 ～ 4 个，呈月牙形或块状；阿米巴型虫体形状多变，有伪足突起，胞质内含细菌颗粒状物质	薄壁包囊在肠内增殖，造成自体感染，厚壁包囊为粪 - 口感染	腹泻为水样便、黏液便或血样便，痉挛性腹痛、腹胀等，症状反复持续数周、数月或更长时间。HIV 感染者感染率较高	粪便检查，碘液染色，改良抗酸染色等	加强粪便管理和水源管理，食物和用具消毒，注意个人卫生。治疗药物为甲硝唑

第十一章　结肠小袋纤毛虫

概述

结肠小袋纤毛虫，包囊经口入机体；滋养体来伤结肠，灭滴灵的疗效奇。

表 11-1　结肠小袋纤毛虫

基本要点	说　明
生活史	包括滋养体和包囊两个阶段，滋养体椭圆形，全身被有纤毛，有胞口、胞肛、伸缩泡和食物泡等结构，染色标本可见大核和小核。包囊球形，囊壁厚，染色标本可见细胞核（图 11-1）
感染阶段	包囊
侵入途径	经口
人体内寄生部位	结肠
致病机制	由于滋养体的机械作用及分泌的透明质酸酶的作用侵入肠壁，引起肠溃疡。主要临床表现为消化系统症状，急性患者有痢疾样粪便
实验室诊断	在粪便中查滋养体或包囊。腹泻和痢疾样粪便中常见滋养体，包囊见于成形粪便中，由于人体结肠小袋纤毛虫滋养体在肠腔内很少形成包囊，检查时应以查滋养体为主，必要时做乙状结肠镜检查，取肠病变组织做病理切片检查
防治要点	治疗患者，常用药物为甲硝唑。搞好环境卫生，加强粪便管理，防止污染食物和水源。注意个人卫生和饮食卫生

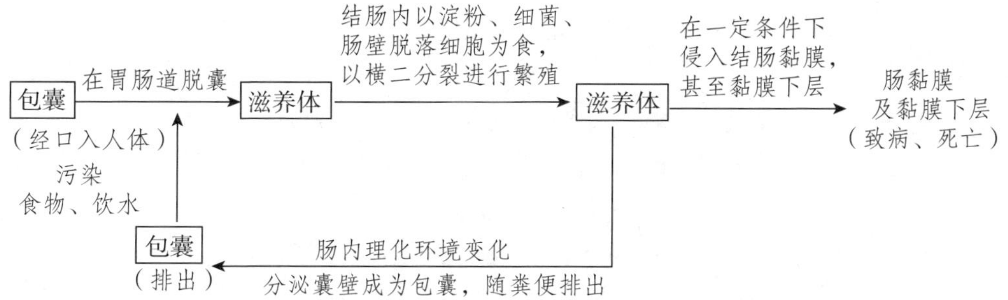

图 11-1　纤毛虫生活史

生活史要点：

（1）生活史包括滋养体和包囊两个时期，在同一宿主体内完成

（2）滋养体是致病阶段，包囊是传播阶段

（3）包囊被吞入肠腔内转为滋养体，侵入结肠黏膜及黏膜下层，引起溃疡，偶可经淋巴管侵袭肝、肺等肠外组织

第十二章　吸　虫

一、吸虫概述

概述

雌雄同体有吸盘，成虫寄生人体内。虫卵多为卵圆形，发育需要进入水。
发育经历阶段多，中间宿主淡水螺。中间宿主终宿主，世代交替来增殖。
中间宿主无性繁，有性繁殖在人体。感染囊蚴或尾蚴，经口或皮入机体。

表 12-1　吸虫概况

项　目	基本要点
形态特征	
成虫	①外形：大多呈舌状或叶状，背腹扁平，但日本血吸虫呈圆柱状 ②吸盘：有口、腹吸盘。口吸盘位于虫体的前端，口、腹吸盘大小和位置因虫种而异 ③消化系统：不完整，有口、咽、食管和末端为盲端的肠管 ④生殖系统：多为雌雄同体，雌性与雄性生殖系统共同开口于生殖腔。裂体吸虫为雌雄异体 ⑤排泄系统：由焰细胞（flame cell）、毛细管、集合管、排泄囊、排泄管和排泄孔组成 ⑥无体腔
虫卵	①形态多为椭圆形 ②大多有卵盖，但血吸虫卵无卵盖 ③内容物为卵细胞和卵黄细胞，或为毛蚴
毛蚴	呈椭圆形，全身覆有纤毛，运动活跃
胞蚴和雷蚴	分别为袋状和长袋状。胞蚴和雷蚴均寄生于淡水螺
尾蚴	分体部和尾部。有的虫种尾部分叉，如日本血吸虫
囊蚴	圆形或椭圆形，外有囊壁，内含有虫体
生活史特点	①成虫寄生于人或哺乳动物体内 ②虫卵需进入水中才能进一步发育 ③需要淡水螺作为中间宿主。吸虫的毛蚴在淡水螺体内发育为胞蚴，一个胞蚴能形成许多雷蚴，一个雷蚴能分化发育为很多尾蚴 ④感染阶段大多为囊蚴，经口感染。日本血吸虫的感染阶段为尾蚴，经皮肤、黏膜感染 ⑤都需经历世代交替，无性世代一般在中间宿主，有性世代大多在脊椎动物

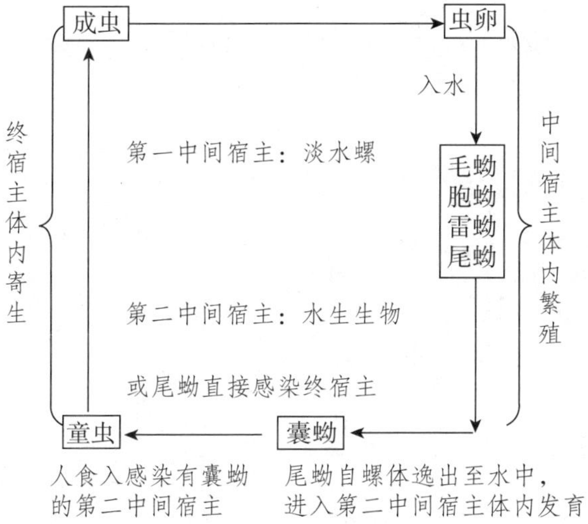

图 12-1　吸虫生活史

复殖目吸虫生活史复杂，具有有性世代和无性世代的交替现象，称为世代交替，还有终宿主与中间宿主之间的宿主转换，有些吸虫还需两个中间宿主：第一中间宿主为淡水螺或软体动物，第二中间宿主因虫种不同可以是鱼类、甲壳类（虾、蟹等）及其他节肢动物等。终宿主多为人和其他脊椎动物。典型的吸虫生活史包括虫卵、毛蚴、胞蚴、雷蚴、尾蚴、囊蚴、童虫和成虫 8 个阶段

我国常见人体吸虫

常见吸虫有八种，我国境内分布广。

表 12-2　我国常见人体吸虫分类及寄生部位

科	属	种	感染期	感染途径	寄生部位
后睾科	支睾属	华支睾吸虫	囊蚴	经口	肝胆管
异形科	异形属	异形吸虫	囊蚴	经口	肠管
片形科	姜片属	布氏姜片吸虫	囊蚴	经口	小肠
	片形属	肝片形吸虫	囊蚴	经口	肝胆管
并殖科	并殖属	卫氏并殖吸虫	囊蚴	经口	肺
	狸殖属	斯氏狸殖吸虫	囊蚴	经口	皮下或其他组织器官
裂体科	裂体属	日本裂体吸虫	尾蚴	经皮肤	门脉系统
棘口科	棘隙属	日本棘隙吸虫	囊蚴	经口	小肠

二、华支睾吸虫（肝吸虫）

华支睾吸虫生活史

成虫寄生肝胆管，故此称为肝吸虫。中间宿主有两个，人和猫犬终宿主。
感染阶段是囊蚴，经口食入进机体。

表 12-3 华支睾吸虫生活史

项 目	基本要点
成虫寄生部位	哺乳动物的肝胆管内
宿主	
第一中间宿主	赤豆螺、长角涵螺、纹沼螺。虫卵被淡水螺吞食后孵出的毛蚴经胞蚴、雷蚴发育为尾蚴
第二中间宿主	淡水鱼、虾。尾蚴侵入淡水鱼、虾内发育为囊蚴
终宿主	人
保虫宿主	猫、犬等哺乳动物
感染阶段	囊蚴
感染方式	人食入含有活囊蚴的淡水鱼、虾
胞蚴和雷蚴的增殖方式	蚴体增殖
成虫寿命	20 ~ 30 年

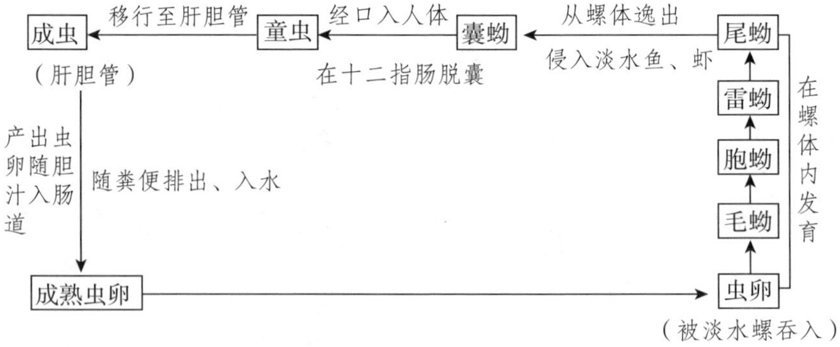

图 12-2 华支睾吸虫生活史

华支睾吸虫概况

成虫形似葵花籽，虫卵最小有卵盖。生吃鱼虾可感染，肝脏严重受损害。
患者动物及家属，吸虫作为传染源。治疗药物吡喹酮，预防工作应加强。

表 12-4 华支睾吸虫概况

项 目	基本要点
形态特征	
成虫	①外形似葵花籽状，背腹扁平，半透明，大小为（10 ~ 25）mm×（0.5 ~ 3）mm ②口吸盘位于虫体的前端，腹吸盘位于虫体前 1/5 处，较口吸盘小 ③肠支沿虫体两侧直达虫体的后端，末端为盲管 ④雌雄同体，睾丸 1 对，前后排列于虫体后端 1/3，呈分支状。卵巢分叶，受精囊和劳氏管明显，卵黄腺位于虫体中段的两侧

续表

项 目	基本要点
虫卵	①最小的人体寄生虫卵 ②呈棕褐色，大小为 29μm × 16μm ③前端有一明显的卵盖，后端有一小的疣状突起 ④内含一个成熟毛蚴
生活史特点	见表 12-3
致病特点	
寄生于肝胆管内所致的病理改变	①成虫虫体在胆道寄生时的分泌物、代谢产物和机械刺激等因素诱发的变态反应，可引起胆管壁炎症，管壁纤维组织增生而致胆管狭窄性黄疸 ②死亡的成虫或虫卵可作为结石的核心形成胆道结石 ③成虫寄生易继发细菌感染导致胆管炎、胆囊炎 ④长期感染可能诱发肝癌
临床表现	①一般以消化系统的症状为主 ②主要表现为食欲不振、四肢无力、肝大、肝区疼痛、消瘦 ③感染严重可发生胆汁性肝硬化、腹水，甚至肝昏迷
流行特点	
传染源	能排出华支睾吸虫卵的患者、感染者、受感染的家畜和野生动物均可作为传染源。主要保虫宿主为猫、犬和猪
传播途径	华支睾吸虫病的传播有赖于粪便中的虫卵有机会下水，而水中存在第一、第二中间宿主以及当地人群有生食或半生食淡水鱼虾的习惯
易感人群	儿童和成人均可感染
实验室诊断	
病原学诊断	①涂片法：直接涂片法检出率低。加藤法和乙醚沉淀法检出率较高，粪便水洗沉淀法较常用 ②集卵法：此法检出率较直接涂片法高。包括漂浮集卵法和沉淀集卵法两类，沉淀集卵法常用水洗离心沉淀法、乙醚沉淀法 ③十二指肠引流法：检出率高
免疫学诊断	常用的方法有间接血凝试验（IHA）、间接荧光抗体试验（IFAT）、酶联免疫吸附试验（ELISA）等
影像学诊断	B 超与 CT 检查
防治原则	①治疗患者，首选药物为吡喹酮 ②加强卫生宣教，养成良好的饮食习惯。不食生的或未熟的淡水鱼虾是关键 ③加强粪便管理，防止水源污染

三、布氏姜片吸虫

概述

腹背高平似姜片，寄生人体小肠内。蠕虫之中卵最大，中间宿主扁卷螺。
感染阶段是囊蚴，生食荸荠或菱角。讲究卫生重预防，药物疗效很不错。

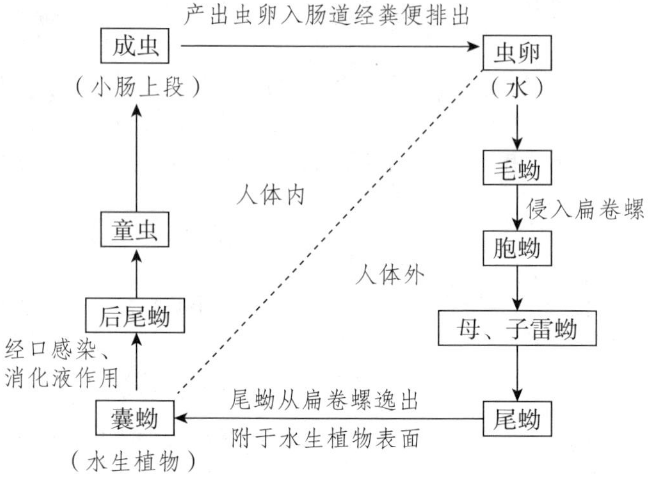

图 12-3　布氏姜片吸虫生活史

表 12-5　布氏姜片吸虫概况

项　目	基本要点
形态特点	
成虫	①背腹扁平，外形似姜片，大小为（20 ～ 75）mm×（8 ～ 20）mm×（0.5 ～ 3）mm ②腹吸盘呈漏斗状，明显大于口吸盘 ③两肠支呈波浪状弯曲 ④雌雄同体，两睾丸高度分支呈珊瑚状；卵巢分三瓣，卵膜和梅氏腺明显可见；卵黄腺发达，位于虫体两侧
虫卵	①寄生于人体中最大的蠕虫 ②椭圆形，淡黄色，大小为（130 ～ 140）μm×（80 ～ 85）μm ③一端有个不明显的卵盖 ④卵壳薄，内含一个卵细胞和多个卵黄细胞
生活史特点	①寄生部位：成虫寄生于人和猪的小肠 ②人是布氏姜片吸虫的终宿主，猪是保虫宿主 ③中间宿主为扁卷螺，毛蚴钻入螺体内，经胞蚴、母雷蚴、子雷蚴发育为尾蚴 ④植物媒介：茭白、荸荠和菱角等，尾蚴在这些水生植物的表面形成囊蚴 ⑤感染阶段为囊蚴，感染途径及方式为人食入水生植物表面的囊蚴

续表

项　目	基本要点
致病特点	①主要是腹吸盘吸附于肠黏膜上引起小肠黏膜的炎症，影响消化和吸收功能 ②临床表现为食欲不振、恶心、呕吐、腹痛、腹泻、营养不良，大量虫体寄生甚至引起肠梗阻
流行特点	
传染源	患者和猪
传播途径	居民有生食水生植物和饮生水的不良习惯，囊蚴经口感染
易感人群	成人和儿童均可感染
实验室诊断	
粪便查虫卵	直接涂片法可检出虫卵，粪便沉淀法可提高检出率
虫体鉴定	根据粪便或呕吐物中检出的成虫形态特点进行鉴别
防治原则	①加强卫生宣传，不食生的或不洁的水生植物 ②加强粪便管理，防止虫卵污染水体 ③治疗患者：常用吡喹酮

四、肝片形吸虫

概述

成虫类似姜片虫，肝胆管内来寄生。童虫移行损伤肝，预防重在讲卫生。

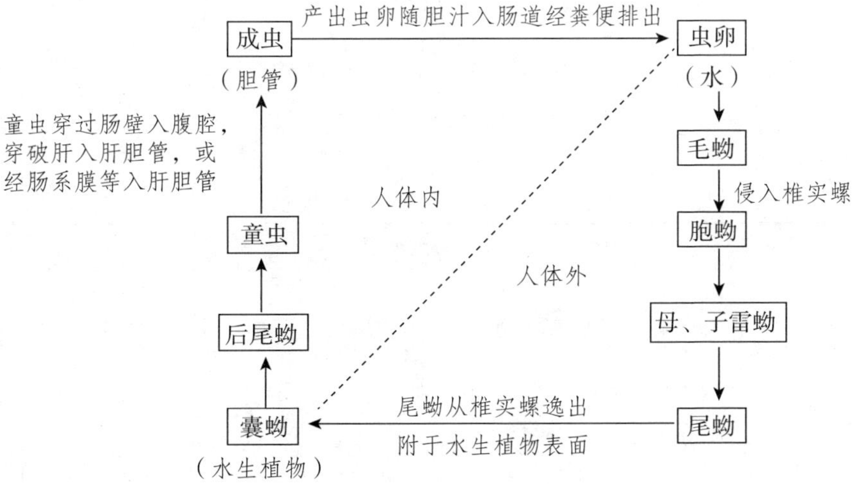

图 12-4　肝片形吸虫生活史

表 12-6 肝片形吸虫概况

项目	基本要点
形态特点	
成虫	①成虫和姜片虫十分相似 ②成虫虫体前端有明显突出部，称为头锥 ③体表密布细小棘刺，腹吸盘不及姜片虫发达 ④肠支有很多分支，呈树枝状 ⑤睾丸高度分支，前后排列在虫体中部
虫卵	与姜片虫十分相似
生活史特点	①成虫寄生在终宿主的肝胆管内，虫卵随胆汁经粪便排出体外 ②虫卵入水后，孵出毛蚴。毛蚴侵入中间宿主椎实螺体内，经胞蚴、母雷蚴、子雷蚴和尾蚴 4 个阶段的发育 ③尾蚴溢出螺体，附着在水生植物等表面形成囊蚴 ④终宿主因食入囊蚴而感染
致病特点	①童虫移行所造成的损伤性肝炎 ②成虫对胆管的机械性及化学性刺激所导致的胆管上皮增生，表现为胆管炎
实验室诊断	①粪检或十二指肠引流液沉淀检查以发现虫卵作为依据 ②用 ELISA、IHA 和 IFA 等检测，均有较高的敏感性
流行特点与防治原则	①本病是一种畜主人次型的寄生虫病 ②预防本病的关键措施是注意饮食卫生 ③治疗首选药物是硫双二氯酚（别丁）

肝片形吸虫和姜片虫的比较

肝片吸虫姜片虫，二者比较不相同。

表 12-7 肝片形吸虫与姜片虫的比较

	肝片形吸虫	姜片虫
中间宿主	椎实螺	扁卷螺
保虫宿主	牛、羊等草食动物为主的几十种哺乳动物	猪
寄生部位	终宿主的胆道，有异位寄生现象	肠道
童虫移行	可有肠内至肠外的移行过程	肠道内
感染方式	囊蚴经口感染（生食水生植物，饮用荷塘生水），还可能因生食或半生食含肝片形吸虫的牛肝、羊肝而感染	生食水生植物或饮用生水
离开体内方式	虫卵随胆汁进入肠道，经粪便排出	成虫产卵在肠内，随粪便排出
主要致病阶段	童虫、成虫	成虫

五、并殖吸虫（肺吸虫）

（一）卫氏并殖吸虫

概述

成虫寄生在肺部，故被称为肺吸虫。生吃溪蟹蝲蛄等，感染囊蚴而致病。

痰液粪便查虫卵，多种方法可确诊。治疗药物吡喹酮，重在预防莫放松。

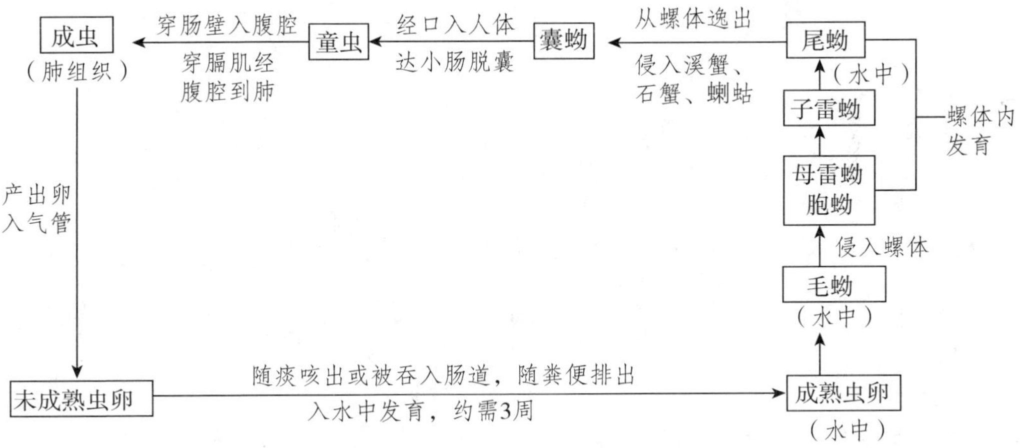

图 12-5 卫氏并殖吸虫生活史

表 12-8 卫氏并殖吸虫概况

项 目	基本要点
形态特点	
成虫	①腹面扁平，背面隆起，呈椭圆形 ②口吸盘位于虫体的前端，腹吸盘位于中部，两吸盘的大小相近 ③卵巢分 5 ～ 6 叶，与子宫并列位于腹吸盘之后；一对分支的睾丸并列于虫体后 1/3 处 ④卵黄腺位于虫体两侧 ⑤肠管分为两支，弯曲，沿虫体两侧下行至后部，末端为盲管
虫卵	①椭圆形，金黄色，中等大小 ②卵盖明显，卵盖端较宽，另一端较窄，卵壳厚薄不均，后端常增厚 ③内容物为一个卵细胞和十余个卵黄细胞
生活史特点	①成虫寄生于宿主肺，人是终宿主，犬、猫等哺乳动物是保虫宿主 ②第一中间宿主为川卷螺。毛蚴钻入川卷螺内经幼体增殖发育为尾蚴 ③第二中间宿主为溪蟹、蝲蛄。水中尾蚴侵入溪蟹、蝲蛄体内发育为囊蚴 ④感染阶段为囊蚴，感染方式是人食入含有活囊蚴的溪蟹、蝲蛄而感染 ⑤在人体内的移行过程：囊蚴在人的消化道内脱囊发育为童虫，童虫穿过肠壁进入腹腔，部分穿过横膈进入胸腔、侵入肺逐渐发育为成虫；部分虫体可侵入皮下、脑、腹壁等组织器官造成异位寄生

续表

项目	基本要点
致病特点	
急性期	主要由童虫移行所致
慢性期	
脓肿期	虫体寄生的部位组织坏死、出血，并出现炎性渗出，病灶周围肉芽组织增生形成脓肿壁
囊肿期	脓肿内有赤褐色黏稠脓液，周围纤维组织增生形成囊肿
纤维瘢痕期	囊肿内容物被吸收或与支气管相通而排出，囊内由肉芽组织填充而纤维化
临床表现	
胸肺型	低热、咳嗽、胸痛、咳铁锈色痰为本病的特点
腹型	患者出现腹痛、腹泻、血便等
脑脊髓型	患者表现为头痛、癫痫、偏瘫
皮下包块型	可出现游走型皮下包块、结节
流行特点	
传染源	患者和保虫宿主（虎、狼、猫、犬等）
传播途径	生食或半生食含有活囊蚴的溪蟹、蝲蛄而感染
易感人群	人群均易感
实验室诊断	
病原学诊断	
粪便检查	用水洗沉淀法查虫卵，此法检出率低
痰检法	用 10% NaOH 溶液消化，离心沉淀查虫卵
活组织检查	手术摘除皮下包块或结节，发现虫体即可确诊
免疫学诊断	ELISA 的敏感性高
影像学诊断	如 X 线及 CT 检查，适用于胸肺型、脑脊髓型患者
防治原则	①加强卫生宣传教育，注意饮食卫生，不生食或半生食溪蟹、蝲蛄 ②治疗患者：常用药物为吡喹酮 ③加强粪便管理，禁止随地吐痰，防止粪便和痰液污染水源

（二）斯氏狸殖吸虫

卫氏斯氏两吸虫，既有相同又不同。

表 12-9 两种并殖吸虫的比较

	斯氏狸殖吸虫	卫氏并殖吸虫
外形	狭长，两端较窄，最宽处在虫体前 1/3	椭圆
口、腹吸盘	口＜腹	等大
腹吸盘位置	体前、中 1/3	体中前部

续表

	斯氏狸殖吸虫	卫氏并殖吸虫
第一中间宿主	拟钉螺、小豆螺	川卷螺
第二中间宿主	石蟹、溪蟹	溪蟹、蝲蛄
保虫宿主	猫、犬、果子狸等	猫、犬、虎、豹等
人体感染	多不能发育至成虫	能发育至成虫
体内移行	常在皮下内脏移行	主要寄生于肺部
诊断	不能查见虫卵，免疫检查，皮下结节活检	从痰、粪便中查见虫卵，免疫检查

表 12-10　斯氏狸殖吸虫与卫氏并殖吸虫的鉴别要点

	斯氏狸殖吸虫	卫氏并殖吸虫
全身症状	常见，较严重	轻度
咳嗽、咳血痰	无或不明显	明显
白细胞增多	中度至高度	轻度，中度或高度少见
嗜酸性粒细胞增多	显著	轻度，偶有中度或显著增多者
血沉增快	中度至高度	正常至轻度，中度偶见
皮下结节	常见，多呈游走性	少见，有的呈游走性，有的不游走
活组织病理检查	可见坏死组织、浸润的嗜酸性粒细胞、夏科 - 雷登结晶，有时可查见童虫	可见坏死组织、浸润的嗜酸性粒细胞、夏科 - 雷登结晶，常见虫卵，偶可查见成虫
胸腔积液	常见	少见
颅脑受累	常见蛛网膜下腔出血，无脑脓肿	以脑脓肿常见
同侧偏盲	少见	常见
单侧眼球突出	常见	少见
肝受损	多见	较少见
胸部 X 线检查	正常或有轻度改变，但肺部阴影常见，因童虫游走而有迁徙现象	常见肺纹理增粗，结节性或多房性囊性阴影
病原学检查	痰液或粪便中不能查见虫卵	痰液或粪便中可查见虫卵以确诊
免疫学检查	一般强阳性	一般中度至强阳性

六、血吸虫（裂体吸虫）

日本血吸虫的形态及生活史

成虫外观似线虫，前端口腹有吸盘。寄生肠系静脉中，产卵破肠随粪排。

虫卵之中含毛蚴，卵壳较薄无卵盖。虫卵入水孵毛蚴，进入钉螺不出来。
母胞蚴变子胞蚴，生成尾蚴才出来。穿透皮肤入人体，使人生病可厉害。

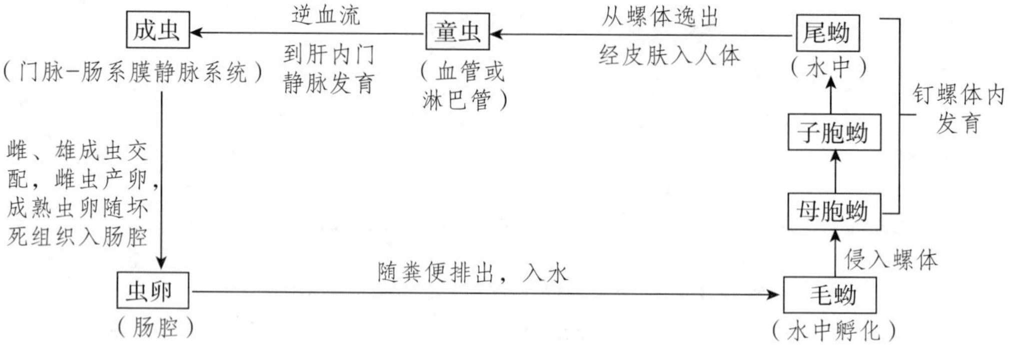

图 12-6　日本血吸虫生活史

表 12-11　日本血吸虫概况

项　目	基本要点
形态特点	
成虫	①雌雄异体，呈圆柱状，长 1 ~ 2cm，外观似线虫 ②口吸盘和腹吸盘位于虫体的前端 ③雄虫乳白色，自腹吸盘以下，两侧向腹面卷曲形成抱雌沟，雄虫有 7 个睾丸，呈串珠状排列 ④雌虫前细后粗，中部有一个长椭圆形的卵巢。雌虫常居留于抱雌沟内 ⑤消化系统：有口腔、食管、肠管，无咽管，无肛门
虫卵	①椭圆形，淡黄色，大小中等，89μm × 67μm ②卵壳较薄，无卵盖。卵壳一侧有一侧棘，表面常黏附有宿主组织残留物 ③内含一个毛蚴，毛蚴与卵壳之间可见油滴状分泌物 ④毛蚴：乳白色，长椭圆形，前端有一锥形突起，即顶突（钻孔腺） ⑤尾蚴：由体部和尾部组成，体部有特化的头器，尾部分叉。前端头器内有头腺，中后部有 5 对钻腺 ⑥童虫：尾蚴钻入宿主皮肤时脱去尾部，进入血流，在体内移行直至到达寄生部位，在发育为成虫之前均被称为童虫
生活史特点	①成虫寄生于人及牛、羊、鼠等哺乳动物的肠系膜静脉内 ②人是日本血吸虫的终宿主，牛、羊、鼠等哺乳动物为保虫宿主 ③中间宿主为钉螺 ④感染阶段是尾蚴，感染途径及方式是尾蚴经皮肤、黏膜钻入人体 ⑤虫体在人体内移行、发育和产卵，尾蚴钻入皮肤脱去尾部转变为童虫。童虫随血流到达肠系膜静脉内寄生发育为成虫。成虫产出的虫卵在组织中约经 11 天发育成为内含毛蚴的成熟虫卵，成熟虫卵在 10 ~ 11 天死亡。虫卵中的毛蚴分泌物通过卵壳使肠壁组织发生炎症、坏死，在血流压力、肠蠕动和腹内压增加的情况下，坏死组织向肠腔破溃，虫卵与坏死组织随粪便排出 ⑥虫卵需入水孵出毛蚴 ⑦尾蚴逸出的条件：水体、水温、光照和 pH 可影响尾蚴逸出 ⑧人体感染血吸虫后，50 天左右粪便中可查到虫卵，成虫的寿命为 4 ~ 5 年

表 12-12　黏膜中未染色血吸虫卵的形态学鉴别

	活卵	近期死亡卵	远期死亡卵
颜色	淡黄至棕黄色	灰白至略黄色	灰褐色、棕色或黑色
卵壳	较薄	薄或不均匀	厚而不均匀
胚膜	清楚	清楚	不清楚
内含物	卵黄细胞或胚团或毛蚴	浅灰色或黑色小点或折光均匀的颗粒或萎缩的毛蚴	含有网状结构或块状物，两极可有密集的黑点

表 12-13　6 种人体血吸虫成虫、虫卵的形态区别

		日本血吸虫	曼氏血吸虫	埃及血吸虫	间插血吸虫	湄公血吸虫	马来血吸虫
大小(mm)	雄性	(10 ~ 20) × (0.5 ~ 0.55)	(6 ~ 14) × (0.8 ~ 1.1)	(10 ~ 15) × (0.75 ~ 1.0)	(11 ~ 14) × (0.3 ~ 0.5)	(15 ~ 17.8) × (0.2 ~ 0.41)	(4.3 ~ 9.2) × (0.24 ~ 0.43)
	雌性	(12 ~ 28) × 0.3	(7 ~ 17) × 0.25	(20 ~ 26) × 0.25	(11 ~ 26) × 0.25	(6.48 ~ 11.3) × 0.28	(6.5 ~ 11.3) ×0.21
表皮	雄性	无结节，有细尖体棘	结节明显，上有束状细毛	结节细小	有结节和细体棘	有细体棘	无结节，有细体棘
	雌性	小体棘	小结节	末端有小结节	光滑	小体棘	小体棘
肠支		体后半部汇合，盲管短	体前半部汇合，盲管长	体前半部汇合，盲管短	体后半部汇合，盲管短	体后半部汇合，盲管短	体中部后汇合，盲管短
睾丸(个)		6 ~ 8	2 ~ 14	4 ~ 5	4 ~ 6	3 ~ 6	6 ~ 8
卵巢位置		体中部	体中线之前	体中线之后	体中线之后	体中部	体中线
虫卵		卵圆形或圆形，侧棘短小	长卵圆形，侧棘长大	纺锤形，一端有小棘	纺锤形，端棘长、细尖	卵圆形，侧棘短小	卵圆形，侧棘短小

表 12-14　6 种人体血吸虫生活史的区别

	日本血吸虫	曼氏血吸虫	埃及血吸虫	间插血吸虫	湄公血吸虫	马来血吸虫
成虫寄生部位	肠系膜下静脉、门脉系统	肠系膜小静脉、痔静脉丛，偶可寄生于肠系膜上静脉、膀胱静脉丛及肝内门静脉	膀胱静脉丛、骨盆静脉丛、直肠小静脉，偶可寄生于肠系膜门静脉系统	肠系膜静脉、门脉系统	肠系膜上静脉、门脉系统	肠系膜静脉、门脉系统
虫卵在人体的分布	肠壁、肝	肠壁、肝	膀胱及生殖器官	肠壁、肝	肠壁、肝	肝、肠壁

续表

	日本血吸虫	曼氏血吸虫	埃及血吸虫	间插血吸虫	湄公血吸虫	马来血吸虫
虫卵排出途径	粪便	粪便，偶经尿	尿，偶经粪便	粪便	粪便	粪便
保虫宿主	牛、猪、犬、羊、猫	猴、狒狒、啮齿类等	猴、狒狒、猩猩、猪	羊、灵长类、啮齿类	牛、猪、羊、犬、田鼠	啮齿类
中间宿主	湖北钉螺	双脐螺	水泡螺	水泡螺	开放拟钉螺	小罗伯特螺
地理分布	中国、菲律宾、印度尼西亚、日本	非洲、拉丁美洲、亚洲	亚洲、非洲、葡萄牙	喀麦隆、加蓬、乍得、扎伊尔	柬埔寨、老挝、泰国	马来西亚

日本血吸虫致病特点

尾蚴钻皮致皮炎，童虫移行损伤肺。成虫寄生静脉内，虫卵损害最严重。
多个脏器受侵犯，形成虫卵肉芽肿。

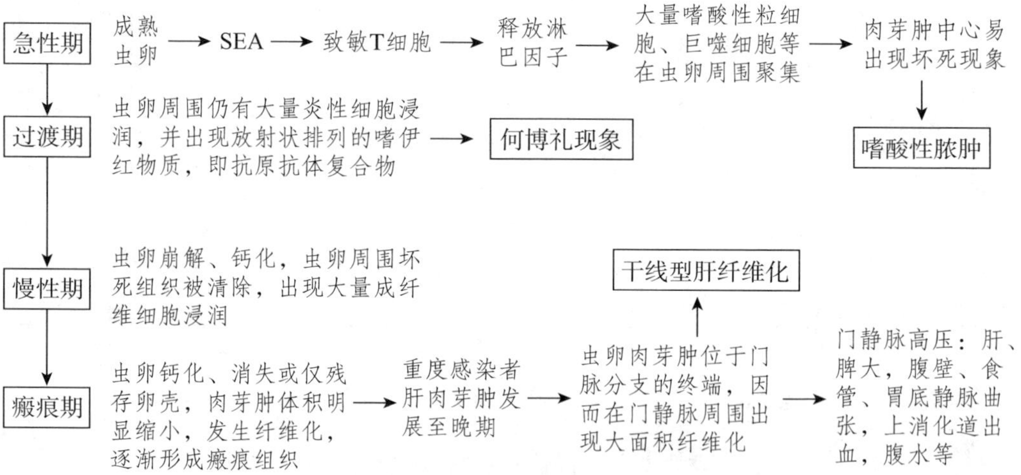

图 12-7 虫卵肉芽肿的形成机制及其转归

SEA，可溶性虫卵抗原

表 12-15 日本血吸虫的致病特点

发育阶段	基本要点
尾蚴	借机械性运动和分泌的酶钻入皮肤导致局部皮肤的炎症称为尾蚴性皮炎。皮肤出现丘疹和瘙痒，重复感染者尾蚴性皮炎明显。发生机制为Ⅰ型超敏反应及Ⅳ型超敏反应

续表

发育阶段	基本要点
童虫	童虫移行到达肺，穿破血管导致肺的点状出血；加之童虫的分泌物、代谢产物及死亡童虫崩解物的毒素作用，患者出现咳嗽、痰中带血、发热、支气管哮喘等。发生机制可能与童虫机械性损害和其代谢产物引起的变态反应有关
成虫	引起轻微的损害，如静脉内膜炎和静脉周围炎，其分泌、排泄物等可形成免疫复合物导致免疫复合物病。发生机制为机械性损害和Ⅲ型超敏反应
虫卵	①血吸虫最重要的致病阶段，虫卵所致的基本病理变化为血吸虫虫卵肉芽肿 ②虫卵肉芽肿的形成机制：见图 12-7 ③日本血吸虫虫卵肉芽肿的特点 a. 日本血吸虫产卵量大，虫卵多成簇聚集在宿主组织中，虫卵肉芽肿的体积大 b. 虫卵肉芽肿中有大量的嗜酸性粒细胞和浆细胞，常出现嗜酸性脓肿 c. 虫卵周围有嗜酸性放射状物质，为抗原抗体复合物，称何博礼现象 ④器官损害 a. 肝：虫卵沉积在肝组织中形成虫卵肉芽肿、嗜酸性脓肿，随着虫卵的不断沉积和肉芽肿的纤维化，在门静脉周围出现大面积纤维组织增生导致肝硬化。虫卵肉芽肿位于门静脉分支的终端，重度感染时门静脉周围出现广泛的纤维化，阻塞窦前静脉，导致门脉高压 b. 结肠：沉积在横结肠、乙状结肠和直肠肠壁的虫卵形成肉芽肿、嗜酸性脓肿，造成肠黏膜组织坏死。随着肠蠕动，坏死组织破溃进入肠腔，形成肠溃疡，以后纤维组织增生形成息肉。肉芽肿的纤维化导致肠壁增厚、肠腔狭窄 c. 异位损害：虫卵沉积在肺、脑等门脉系统以外的组织器官形成虫卵肉芽肿，导致相应的组织、器官损害。异位损害引起的疾病称为异位血吸虫病。常见部位在肺和脑

日本血吸虫病临床表现

血吸虫病四类型，临床表现不相同。

表 12-16　与各型血吸虫病相关的宿主免疫状况、临床症状和体征

临床类型	宿主免疫状况	临床症状与体征
急性血吸虫病	初次重度感染，多见于无免疫力的青壮年和儿童	①潜伏期 30 ～ 60 天 ②以发热为主，轻、中、重度患者常分别表现为低热型、间歇型与弛张型、稽留热，以间歇型多见。如不予治疗，可迅速出现消瘦、贫血、营养性水肿、腹水甚至死亡。及时使用吡喹酮，以减少死亡 ③腹泻、黏液脓血便、腹痛、咳嗽、肝脾大、荨麻疹 ④血象中白细胞和嗜酸性粒细胞增高

续表

临床类型	宿主免疫状况	临床症状与体征
慢性血吸虫病	多次少量感染，占流行区血吸虫病例的 90%	①多无症状，肝功能正常，少数有轻度肝脾大；若肝细胞受损，表现为隐匿型间质性肝炎 ②慢性血吸虫性肉芽肿肝炎和结肠炎，常表现为慢性腹泻，间歇性出现。常于劳累或受凉后出现腹痛、腹泻、黏液血便，多有肝大、脾轻度大。此类患者如不积极治疗，或重复感染，可发展为晚期血吸虫病 ③血象中嗜酸性粒细胞增高
晚期血吸虫病	多次大量感染，又未经及时治疗或治疗不彻底，经过较长时间（5 ~ 15 年）发展	①出现肝纤维化门脉高压综合征，结肠显著肉芽肿性增殖等。根据主要临床表现，分为四型，但也可同时兼有两型或多型表现 a．巨脾型：脾大，超过脐平线或其横径超过腹中线。质地坚硬，并有脾功能亢进。多伴有门静脉高压或上消化道出血史 b．腹水型：约 1/3 病例系首先出现腹水后才被确诊，常在呕血、感染、过度劳累或损伤肝药物治疗后诱发。腹水为漏出液。此型较易出现黄疸 c．结肠增殖型：以结肠病变为突出表现，有腹痛、腹泻、便秘或腹泻与便秘交替。严重者出现不完全性肠梗阻。触诊可于左下腹或腹部其他部位触及腊肠状或条索状肿块，有轻度压痛。可并发结肠癌 d．侏儒型：儿童时期多次反复感染，又未获及时治疗，致使腺垂体功能减退，影响生长、发育、生殖等 ②并发症 a．上消化道出血：最常见、最严重、死亡率高。出血常发生于食管下段或胃底静脉破裂处。出血量大，常反复发作，最终死于失血，或诱发肝性昏迷 b．肝性昏迷：以腹水型最多见。发生肝性昏迷者死亡率在 70% 以上
异位血吸虫病	一次大量感染，童虫移行到脑、肺等处异位寄生，门静脉高压，侧支循环，虫卵异位沉积	虫卵在门脉系统以外的器官或组织内沉积所引起的血吸虫虫卵肉芽肿病变 ①肺：咳嗽，黏液样痰（X 线可见片状、斑点状病变） ②脑：头痛、嗜睡、意识障碍、偏瘫等（临床症状酷似脑膜脑炎）

日本血吸虫的免疫应答

人体具有免疫力，伴随免疫有意义，虫对免疫能逃避，故此免疫力较低。

表 12-17 日本血吸虫的免疫应答

项 目	基本要点
抗原	血吸虫虫体的表面抗原和排泄分泌抗原可直接接触致敏宿主的免疫细胞，因此，虫体的表面抗原常是免疫效应攻击的靶抗原，而排泄分泌抗原常具有酶的性质，进入血流成为循环抗原。循环抗原可诱发宿主的保护性免疫，或形成抗原抗体复合物，引起免疫病理变化，或成为免疫诊断中检测的对象
宿主对血吸虫感染的免疫应答	血吸虫的童虫、成虫和虫卵等各虫期的抗原物质均可引起免疫应答。结果诱发病理反应或获得性免疫
获得性免疫	宿主感染血吸虫后对再感染可产生获得性免疫，这种抵抗力主要表现为对再次入侵的童虫具有一定的杀伤作用，而对原发感染的成虫不起杀伤作用，这种现象称为伴随免疫
获得性免疫杀虫机制	抗体依赖、细胞介导的细胞毒性反应（ADCC），主要作用于童虫
血吸虫的免疫逃避	成虫不受宿主的免疫杀伤作用，称为免疫逃避。其机制包括封闭抗体假说、抗原伪装和抗原模拟、表面受体假说、表膜改变

日本血吸虫病流行特点

人畜患者传染源，接触疫水受感染。人人均可患此病，流行区域类型三。

表 12-18 日本血吸虫病流行特点

项 目	基本要点
传染源	患者、牛、羊、鼠等哺乳动物
传播途径	虫卵的入水、钉螺的存在、人接触疫水，是造成流行的基本条件
易感人群	人群普遍易感
流行区类型	根据流行病学特点和钉螺孳生地的地理环境，我国血吸虫病流行区划分为 3 个类型，即水网型、湖沼型和山丘型

日本血吸虫感染的实验诊断

诊断病原查虫卵，免疫诊断也用上。

表 12-19　日本血吸虫感染的实验诊断

诊断方法	基本要点
病原学诊断	
粪便直接涂片法	此法简单，但虫卵检出率低，仅适用于重度感染患者和急性感染者
尼龙袋集卵法	此法适用于大规模普查，但应防止因尼龙袋处理不当而造成的交叉感染
毛蚴孵化法	利用虫卵中的毛蚴在适宜条件下可破壳而出和毛蚴在水中运动具有一定的特点而设计。由于孵化法可采用全部粪便沉渣，因此，发现虫卵的概率较直接涂片法大
定量透明法	常用的有加藤法、改良加藤法和集卵定量透明法。此类方法可作虫卵计数，因此，可用于测定人群的感染度和考核防治效果
直肠镜活组织检查	对慢性特别是晚期血吸虫病患者，直肠镜活组织检查有助于发现沉积于肠黏膜内的虫卵。直肠镜活组织检查发现虫卵只能证明感染过血吸虫
免疫学诊断	
检测抗体	常用的方法有环卵沉淀试验（COPT）、IHA、ELISA，具有操作简单、快速和经济等优点，适合现场查病时使用。检测抗体的方法不能区分现症感染和既往感染
循环抗原的检测	无论在诊断上，还是在考核疗效方面都具有重要意义

日本血吸虫病的防治策略

控制消灭传染源，患者病畜要治疗。传播途径应切断，管好水粪及灭螺。
易感人群要保护，避免感染血吸虫。

尾蚴性皮炎

接触疫水遇尾蚴，尾蚴钻皮致皮炎。对症治疗效果好，预防工作最为先。

表 12-20　尾蚴性皮炎

项　目	基本要点
原因	我国引起尾蚴性皮炎的主要原因是寄生于鸭的多种毛毕吸虫和寄生于牛的东毕吸虫
发生机制	人因接触疫水而发生皮炎，属Ⅰ型和Ⅳ型变态反应。尾蚴侵入皮肤后 1 小时至 2 天，入侵部位出现刺痒，继之出现点状红斑和丘疹，反复感染者丘疹数量多且可融合成风疹块
特点	尾蚴性皮炎具有明显的地方性以及季节性，多在插秧季节发生
治疗	采用对症治疗
预防	防治禽畜粪便入水，注意个人防护为主

七、其他人体寄生吸虫

其他吸虫有几种，偶可使人生疾病。异形棘口徐后睾，寄生宿主各不同。

表 12-21 其他人体寄生吸虫

吸虫名称	基本要点
异形吸虫	成虫寄生于鸟类、哺乳动物，也可寄生于人体引起异形吸虫病，为人畜共患病。我国常见的有十多种，其中已有人体感染报告的有 9 种
棘口吸虫	宿主主要是鸟禽类，其次是哺乳类、爬行类，少数寄生于鱼类。有的棘口吸虫可在多种动物宿主内寄生，也可寄生于人类引起棘口吸虫病
徐氏拟裸茎吸虫	成虫在肠道寄生引起肠绒毛萎缩和腺窝增生。本虫分布于韩国西北到东南海岸，其他地区是否存在还有待研究
后睾吸虫	主要寄生于鸟类，也可寄生于哺乳动物，其中猫后睾吸虫和麝猫后睾吸虫可寄生于人体，引起后睾吸虫病

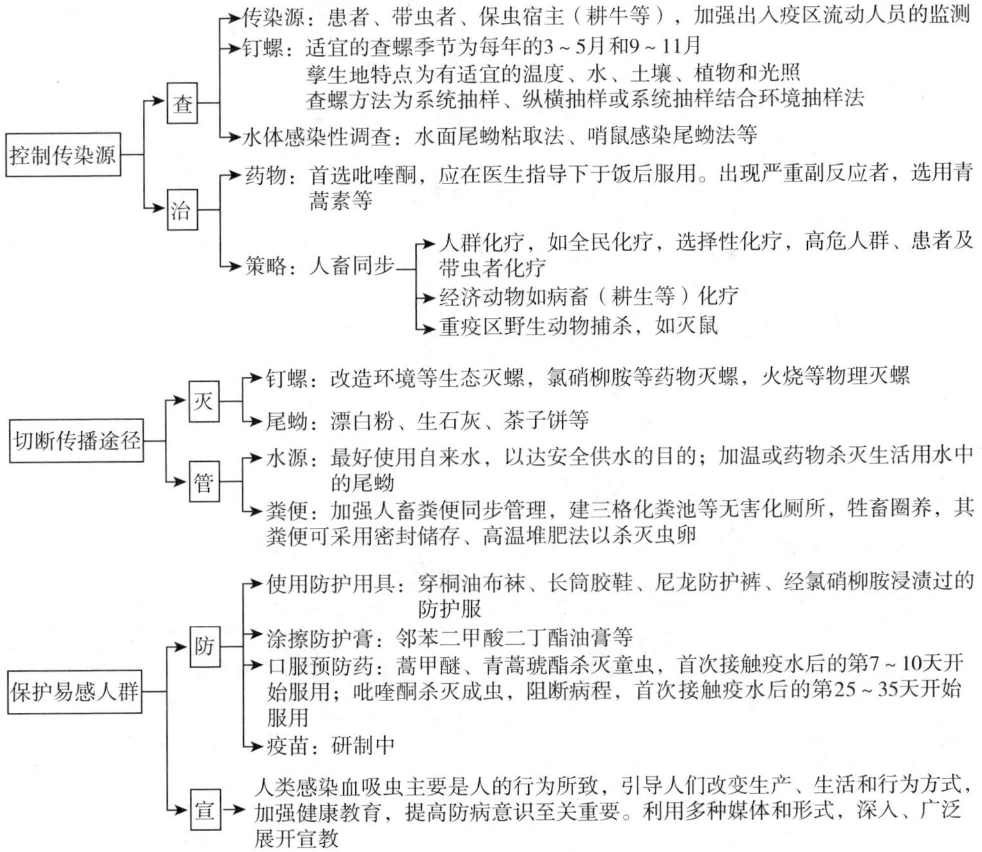

图 12-8 我国血吸虫病流行病学调查和综合防治策略

我国防治血吸虫病的基本方针是“积极防治，综合措施，因时、因地制宜”

第十三章　绦　虫

一、绦虫概况

概述

成虫带片背腹平，左右两侧较对称，虫体分节生节片，雌雄同体利增殖。

中绦期虫为蚴虫，蚴虫类型有多种，中间宿主有一个，有的两个才可行。

成虫寄生消化道，幼虫寄生组织中。

表 13-1　绦虫概况

项　目		基本要点
形态特点		
	成虫	① 虫体背腹扁平，左右对称呈带状，白色或乳白色 ② 虫体分节，由头节、颈部、链体（幼节、成节和孕节）组成。绦虫的颈部有很强的生发能力，可不断生出节片 ③ 圆叶目绦虫头节有吸盘，有些圆叶目绦虫头节还有顶突和头钩，如链状带绦虫。假叶目绦虫头节的背腹面有吸槽 ④ 雌雄同体，同一节片中有雌性和雄性生殖器官 ⑤ 虫体无消化道，通过皮层表面遍布的微毛吸收营养 ⑥ 无体腔
	中绦期	① 绦虫在中间宿主体内发育阶段为中绦期 ② 圆叶目绦虫的中绦期有囊尾蚴、似囊尾蚴、棘球蚴、泡球蚴、多球蚴 ③ 假叶目绦虫的中绦期有原尾蚴和裂头蚴
	虫卵	① 假叶目绦虫似吸虫卵，卵壳有盖，内有一个卵细胞和多个卵黄细胞 ② 圆叶目绦虫卵多为圆球形，卵内有一个六钩蚴
生活史特点		①成虫均寄生于脊椎动物的消化道 ②幼虫寄生于中间宿主的组织或器官内

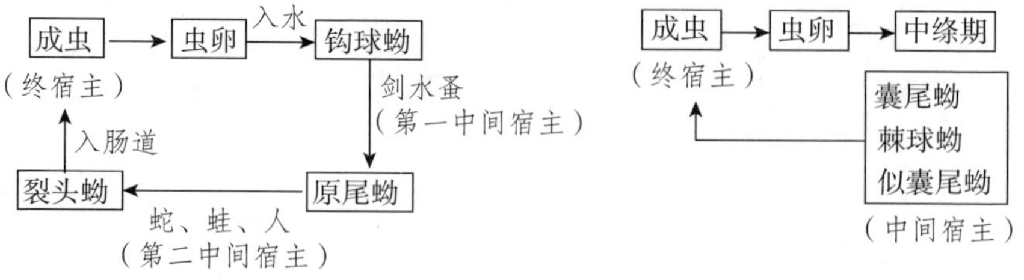

假叶目绦虫　　　　圆叶目绦虫

图 13-1　绦虫生活史比较

成虫寄生于脊椎动物的消化道，虫卵从子宫孔或随孕节脱落而排出。假叶目绦虫的虫卵必须入水才能继续发育，生活史需两个中间宿主。圆叶目绦虫生活史只需一个中间宿主，个别虫种可不需要中间宿主。绦虫在中间宿主体内的发育阶段称为中绦期，各种绦虫中绦期的形态结构各不相同

常见人体绦虫

常见绦虫十多种，均使人患绦虫病。

表 13-2　常见人体绦虫的分类及与疾病的关系

目	科	属	种	感染期	感染途径	寄生时期	寄生部位
假叶目	裂头科	迭宫属	曼氏迭宫绦虫	裂头蚴	经皮肤及黏膜伤口	裂头蚴	眼、皮下、颌面、脑等
		裂头属	阔节裂头绦虫	裂头蚴	经口	成虫	小肠
圆叶目	带科	带属	链状带绦虫	囊尾蚴 虫卵	经口 经口	成虫 囊尾蚴	小肠 皮下、肌肉及内脏等
			肥胖带绦虫	囊尾蚴	经口	成虫	小肠
			牛带绦虫亚洲亚种	囊尾蚴	经口	成虫	小肠
		棘球属	细粒棘球绦虫	虫卵	经口	棘球蚴	肝、肺等内脏
			多房棘球绦虫	虫卵	经口	泡球蚴	肝、肺、脑
	膜壳科	膜壳属	微小膜壳绦虫	似囊尾蚴	误食昆虫	成虫	小肠
			缩小膜壳绦虫	似囊尾蚴	误食昆虫	成虫	小肠
		假裸头属	克氏假裸头绦虫	似囊尾蚴	误食昆虫	成虫	小肠
	囊宫科	复孔属	犬复孔绦虫	似囊尾蚴	误食昆虫	成虫	小肠
	代凡科	瑞列属	西里伯瑞列绦虫	似囊尾蚴	误食昆虫	成虫	小肠

二、曼氏迭宫绦虫

概述

曼氏迭宫之绦虫，猫科动物常寄生。中绦期的裂头蚴，可以严重伤害人。

治疗手术加药物，预防为主讲卫生。

表 13-3　曼氏迭宫绦虫

项　目	基本要点
形态特点	
成虫	①体长 60 ～ 100cm ②头节细小、指状，背腹面各有一吸槽，颈部细长 ③链体有节片 1000 个，成节与孕节结构基本相似，均有发育成熟的雌、雄生殖器官一套

续表

项 目	基本要点
虫卵	椭圆形，两端较尖，有一小卵盖，卵壳较薄，有一个卵细胞和若干卵黄细胞
裂头蚴	长带形、白色，大小为300mm×0.7mm，头节膨大，末端钝圆，与成虫相似，虫体不分节但有横纹
生活史特点	
终宿主	猫、犬等食肉动物
第一中间宿主	剑水蚤
第二中间宿主	蝌蚪（蛙）、蛇
转续宿主	蛇、鸟、猪等脊椎动物，人可成为第二中间宿主、转续宿主，甚至终宿主
感染阶段	裂头蚴、原尾蚴
感染方式	经皮肤、经口感染 ①局部贴敷生蛙肉 ②吞食生的或未煮熟的蛙、蛇、猪肉 ③误食感染性的剑水蚤，或原尾蚴直接经皮肤、黏膜侵入人体
致病特点	①成虫寄生在人体小肠，但少见，对人的致病力不大 ②裂头蚴可寄生人体组织内引起曼氏裂头蚴病，危害较大 ③裂头蚴侵入人体的常见部位依次是眼部、四肢躯干皮下、口腔颌面部和内脏 ④裂头蚴病根据临床表现可分为眼裂头蚴病、皮下裂头蚴病、口腔颌面部裂头蚴病、脑裂头蚴病、内脏裂头蚴病
流行特点	①成虫寄生者较少见 ②裂头蚴病的病例报道较多，分布较广 ③人体的感染与饮食、风俗习惯和医疗条件密切相关
实验室诊断	①成虫感染者：粪便中检查虫卵 ②裂头蚴病：局部活体组织检出，结合CT、MRI等影像学技术可提高确诊率
防治原则	
预防	① 做好宣传教育工作 ② 不用蛙肉外敷伤口 ③ 不食生的或未煮熟的肉类 ④ 不饮含有剑水蚤的生水
治疗	① 裂头蚴患者主要采用手术摘除治疗 ② 成虫感染者可采用丙硫咪唑或吡喹酮驱虫

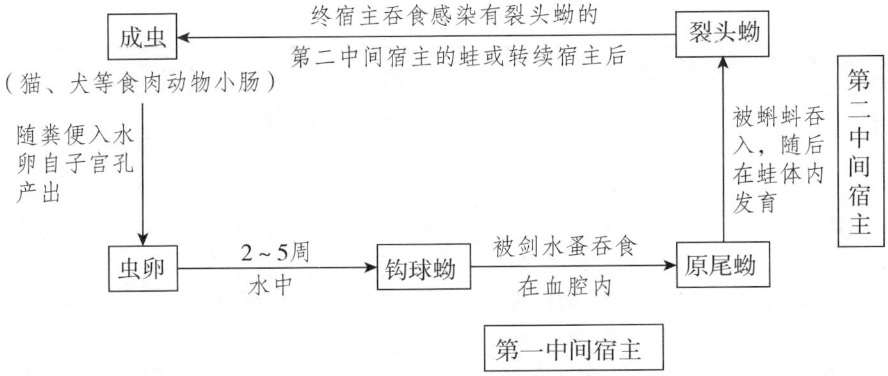

图 13-2 曼氏迭宫绦虫生活史

生活史要点：

(1) 曼氏迭宫绦虫生活史中需要 3 个宿主：

1) 终宿主：猫、犬、虎、豹、狐等食肉动物

2) 第一中间宿主：剑水蚤

3) 第二中间宿主（或转续宿主）：主要是蛙，以及蛇、鸟、猪、人等，后者也可作为其转续宿主

(2) 人体感染裂头蚴的途径（或方式）是经皮肤和经口感染

(3) 曼氏迭宫绦虫对人体感染阶段为原头蚴和裂头蚴

(4) 裂头蚴在人体寄生的部位常有眼部、皮下、口腔、脑等

(5) 曼氏迭宫绦虫偶然也可以寄生人体

(6) 终末宿主感染 3 周后可在粪便中查见虫卵，成虫寿命约 3 年半

三、链状带绦虫（猪带绦虫）

概述

中间宿主人和猪，感染阶段是虫卵，成虫寄生在小肠，阻塞肠道夺营养。
人是唯一终宿主，感染阶段囊尾蚴，生食猪肉可感染，引起各种囊虫病。
讲究卫生防感染，饮食习惯要改正。

表 13-4 猪带绦虫概况

项　目	基本要点
形态特点	
成虫	① 背腹扁平，乳白色，长 2 ～ 4m，由 700 ～ 1000 节组成 ② 头节呈圆球形，有 4 个吸盘、顶突和两圈小钩 ③ 成节的卵巢由两叶及一个小的副叶组成 ④ 孕节的子宫侧支数为 7 ～ 13 支
虫卵	① 圆球形 ② 卵壳薄，易破碎脱落 ③ 胚膜厚，呈黄褐色，有放射状条纹 ④ 内含一个六钩蚴

续表

项　目	基本要点
囊尾蚴	① 卵圆形，呈白色半透明的囊泡，囊内充满液体 ② 大小约 5mm × 10mm ③ 头节凹陷于囊内，其构造与成虫的头节相似
生活史特点	①人是链状带绦虫唯一的终宿主。成虫寄生于人的小肠。感染阶段为囊尾蚴 ②人和猪是链状带绦虫的中间宿主。感染阶段为虫卵。囊尾蚴既可寄生于猪，也可寄生于人 ③人感染囊虫病的方式有 3 种：自体内感染、自体外感染、异体感染
致病特点	
带绦虫病	由成虫寄生于人的小肠所致。成虫寄生常无明显的症状。部分患者可出现消化道症状
囊虫病	人食入虫卵，六钩蚴孵出，经血管或淋巴管，在人体内发育为囊尾蚴，常见的有皮下和肌肉型、脑型、眼型囊虫病
流行特点	①链状带绦虫病的流行主要与饮食卫生和饮食习惯有关 ②生食或半生食含囊尾蚴的猪肉是此虫流行的重要因素 ③粪便管理不当或猪放养造成猪感染率增加
实验室诊断	
链状带绦虫病	① 询问病史及节片排出史对发现患者有一定意义 ② 查粪便中的虫卵 a. 粪便直接涂片法 b. 饱和盐水漂浮法 c. 粪便水洗沉淀法
囊虫病	① 活组织检查 ② 免疫学诊断 ③ 其他辅助诊断：CT、MRI、眼底镜等
防治原则	①防治以改善不良饮食习惯和饮食卫生最为关键 ②加强粪便管理，加强肉类检疫 ③治疗患者 a. 绦虫病：槟榔、南瓜子有良好的驱虫疗效 b. 囊虫病：常用丙硫咪唑或吡喹酮

四、肥胖带绦虫（牛带绦虫）

概述

人是唯一终宿主，成虫寄生在小肠。中间宿主常为牛，感染阶段囊尾蚴。

牛带绦虫之防治，猪带绦虫相类似。

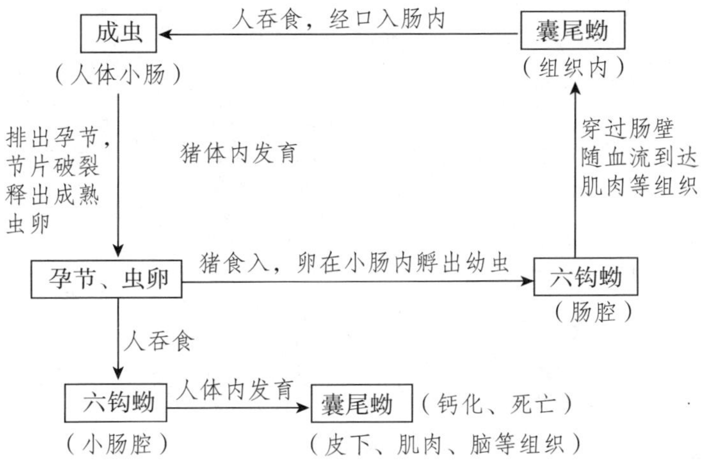

图 13-3　猪带绦虫生活史

生活史要点：

(1) 猪是中间宿主，人是终宿主，也可作为中间宿主，但不能在人体内完成生活史

(2) 人体感染成虫通过生食或半生食含囊尾蚴的猪肉（米猪肉），2 ～ 3 个月后体内的囊尾蚴发育为成虫

(3) 人体感染猪囊尾蚴有以下 3 种感染方式：自体内感染，肠道逆蠕动，虫卵由胃到小肠；自体外感染，吞食自身体内成虫排出的卵；异体（外来）感染，食入或饮用外界虫卵污染的食物或水源。虫卵发育到囊尾蚴约需 10 周，囊尾蚴主要寄生在皮下、肌肉、脑等组织

(4) 成虫寿命可达 25 年

表 13-5　牛带绦虫概况

项　目	基本要点
形态特点	
成虫	① 体长 4 ～ 8m，由 1000 ～ 2000 节组成 ② 头节呈方形，有 4 个吸盘，无顶突和小钩 ③ 成节中的卵巢分左、右两叶 ④ 孕节的活动能力强，子宫的侧支数为 15 ～ 30 支
虫卵	与链状带绦虫卵相似
囊尾蚴	囊内凹陷的头节与成虫的头节相似
生活史特点	①人是肥胖带绦虫唯一的终宿主，成虫寄生于人的小肠 ②牛是肥胖带绦虫的中间宿主，囊尾蚴寄生于牛体内 ③感染阶段为囊尾蚴 ④感染途径为人食入含囊尾蚴的牛肉
致病特点	①成虫寄生于人的小肠，可引起消化道症状 ②孕节可主动从肛门逸出，引起患者肛门及会阴部的不适和痒感
流行特点	本病主要流行于以牛肉为主要食品的地区
实验室诊断	①检查孕节 ②肛门拭子法或透明胶纸法查肛周虫卵
防治原则	与猪带绦虫相同

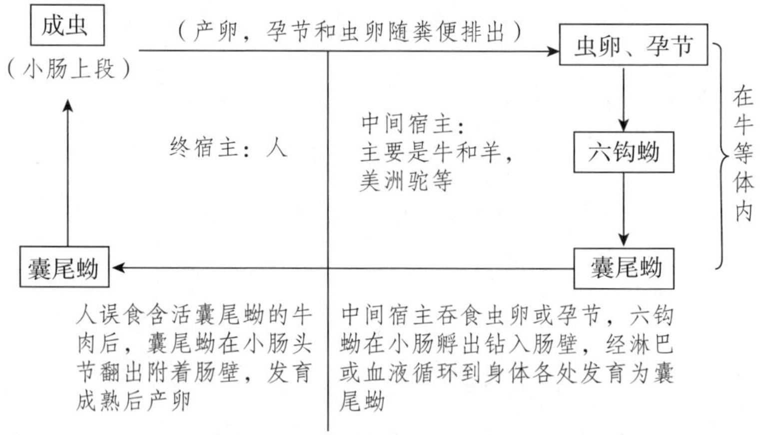

图 13-4　肥胖带绦虫生活史

五、亚洲带绦虫（亚洲牛带绦虫）

概述

牛带绦虫之亚种，亚洲牛带绦虫称，二者形态略有别，临床表现难区分。

表 13-6　亚洲带绦虫和牛带绦虫区别

	亚洲带绦虫	牛带绦虫
成虫节片数	260 ~ 1016 节	1000 ~ 2000 节
成节睾丸数	354 ~ 1197	800 ~ 1200
孕节子宫分支数	11 ~ 32	14 ~ 32
中间宿主	猪、野猪等	牛、其他牛科动物
囊尾蚴分布	肝（多见于表面）	全身肌肉，内脏很少见
发育成熟时间	4 周	10 ~ 12 周
囊尾蚴大小	（450 ~ 2000）μm× （580 ~ 1850）μm	（1650 ~ 572）μm× （1160 ~ 3580）μm
头节小钩	有 2 圈小沟	无

三种带绦虫的比较

牛带猪带三绦虫，形态致病有不同。

表 13-7 三种带绦虫的区别

项 目	牛带绦虫	猪带绦虫	亚洲带绦虫
成虫			
体长	4 ~ 8m 或更长	2 ~ 4m	基本同牛带绦虫，不同之处：成虫头节有顶突，子宫侧支更多，在牛体内仅寄生于肝
节片数目	1000 ~ 2000 节	700 ~ 1000 节	
头节	近似方形，无顶突和小钩	圆球形，有顶突和小钩	
成节	卵巢分 2 叶	卵巢分 3 叶	
孕节	每侧 15 ~ 30（平均 18）支	每侧 7 ~ 13（平均 9）支	
节片脱落	多单节脱落，常自动从肛门爬出	常数节连在一起脱落，随粪便排出	
囊尾蚴	头部无钩，一般不寄生人体	头部有钩，可寄生人体引起囊虫病	同猪带绦虫，头节小钩发育不良
终宿主	人	人	人
中间宿主	牛	猪、人	猪、牛及其他野生动物
感染阶段	囊尾蚴	虫卵、囊尾蚴	囊尾蚴
感染方式	生食或半生食牛肉	误食虫卵，生食或半生食猪肉	生食动物（主要是猪）肝
致病阶段	成虫	囊尾蚴、成虫	成虫
流行区	食牛肉少数民族地区	云南、黑龙江、山东等地	我国云南、台湾地区，以及一些东南亚国家

注释：虫卵在光镜下不易鉴别。

六、微小膜壳绦虫

概述

微小膜壳之绦虫，主要寄生鼠类中。污染饮水或食物，也可经口感染人。
药物治疗疗效好，重在灭鼠讲卫生。

表 13-8 微小膜壳绦虫

项 目	基本要点
形态特征	①成虫：为小型绦虫，头节细小，有顶突和吸盘，顶突上有小钩，链体由许多节片组成 ②虫卵：圆形或椭圆形，无色透明，有卵壳、胚膜、丝状物、六钩蚴等结构
生活史特点	①完成生活史有两种不同方式，可经或不经过中间宿主 ②主要寄生于鼠类，成虫寄生于小肠内。孕节或虫卵随宿主粪便排出体外。虫卵即具有感染性

续表

项 目	基本要点
生活史特点	③中间宿主：蚤类幼虫及部分甲虫等，虫卵在其血腔内发育为似囊尾蚴 ④感染阶段：虫卵或似囊尾蚴 ⑤感染途径及方式：虫卵污染食物或误食含有似囊尾蚴的节肢动物而导致经口感染。人体可发生自体重复感染
致病特点	①主要是由成虫的机械性损伤以及毒性分泌物所致 ②轻者一般无明显症状，呈带虫状态 ③重者可出现胃肠道和神经症状
流行特点	①分布于全世界，国内各地的感染率一般较低，儿童感染率较高 ②传染源：主要是鼠类 ③人的感染主要是由于虫卵污染食物和水，经口直接感染所致 ④自体感染可造成顽固性寄生
实验室诊断	①粪便中检查虫卵或孕节 ②水洗沉淀饱和法 ③饱和盐水浮聚法
防治原则	①治疗患者，防止传播和自身感染。驱虫可用槟榔加南瓜子、吡喹酮、丙硫咪唑等药物 ②注意环境和个人卫生，消灭鼠类

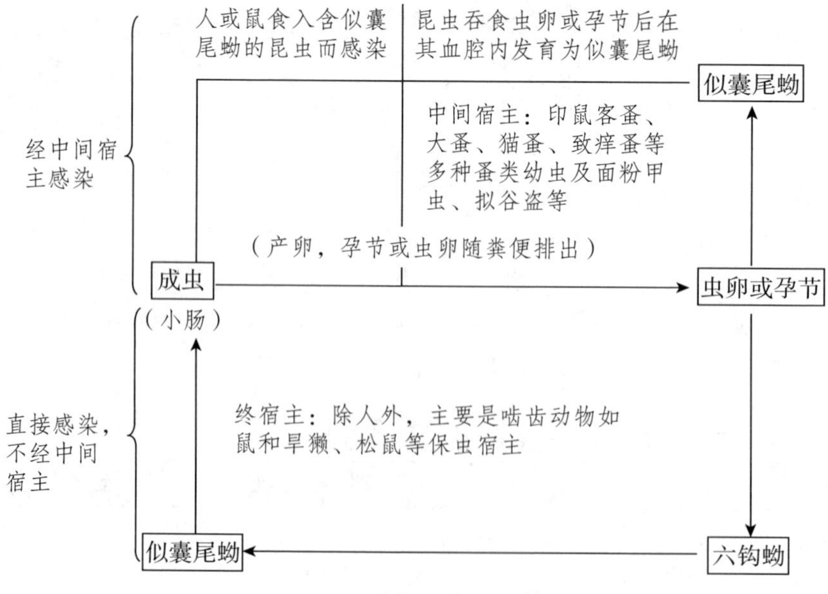

图 13-5 微小膜壳绦虫生活史

生活史要点：

（1）在同一个宿主的肠道内长时间停留，可直接孵出六钩蚴

（2）被另一个宿主人或鼠等吞食，六钩蚴在小肠孵出，钻入肠绒毛，约经 4 天发育为似囊尾蚴，自肠绒毛钻出回肠腔

七、缩小膜壳绦虫

概述

缩小膜壳之绦虫，主要寄生鼠类中，缩小微小两绦虫，二者比较略不同。

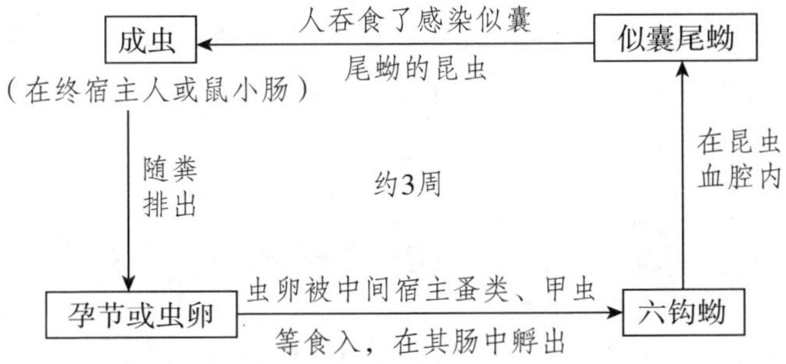

图 13-6　缩小膜壳绦虫生活史示意图

表 13-9　两种膜壳绦虫比较

鉴别点	微小膜壳绦虫	缩小膜壳绦虫
成虫		
形态	小型绦虫，体长 5 ～ 80mm	中型绦虫，体长 200 ～ 600mm
头节	球形，有顶突和小钩	头节顶突发育不良，凹入不易伸出，无小钩
孕节	子宫呈袋状，内充满虫卵	孕节子宫四周向内凹陷呈瓣状，子宫内充满虫卵
幼虫	似囊尾蚴	似囊尾蚴
虫卵	稍小，圆形或近圆形，无色透明。卵壳薄，胚膜厚，胚膜两端凸起并发出 4 ～ 8 根极丝，胚膜内含有 1 个六钩蚴	稍大，圆形或类圆形，黄褐色，卵壳较厚，胚膜两端无极丝，胚膜与卵壳之间充满透明胶状物，内含 1 个六钩蚴
中间宿主	昆虫，也可不需要中间宿主	昆虫
终宿主	人和啮齿动物如鼠、旱獭和松鼠等，偶可寄生于犬	啮齿动物如家鼠、田鼠等，人体偶可感染
感染方式	误食含有似囊尾蚴的昆虫，自身重复感染	误食含有似囊尾蚴的昆虫
寄生部位	小肠，偶有异位寄生（胸腔）	小肠
致病性	机械损伤和毒性作用，消化道症状	机械损伤和毒性作用，消化道症状
诊断	粪便中查虫卵或孕节	粪便中查虫卵或孕节
治疗	吡喹酮、阿苯达唑	吡喹酮、阿苯达唑
流行	世界性分布，较多见于温带和热带地区。可经或不经中间宿主直接感染，因此易于流行	呈世界性分布。国内 24 个省、自治区、直辖市有散发病例，其中西藏发病率最高
预防	治疗患者，防止传播和自身感染，注意个人卫生，消灭鼠类	治疗患者，防止传播和自身感染，注意个人卫生，消灭鼠类

八、细粒棘球绦虫与多房棘球绦虫

（一）细粒棘球绦虫

概述

成虫形体比较小，虫卵经口感染人。致病主为棘球蚴，临床引起包虫病。
农牧区内易流行，中间宿主是家畜。手术切除感染灶，阿苯达唑疗效高。

表 13-10　细粒棘球绦虫概况

项　目	基本要点
形态特征	
成虫	① 为小型绦虫，体长 2 ~ 7mm，由头节、颈部及链体组成 ② 头节具有顶突和吸盘，顶突上有小钩 ③ 链体包括幼节、成节、孕节各一节
棘球蚴	① 为圆形或近圆形的囊状体，由囊壁及囊内含物组成 ② 囊壁分为两层：外层为角质层，内层为胚层（生发层） ③ 囊内含物包括生发囊（育囊）、原头蚴、子囊、孙囊、囊液（棘球蚴液）
虫卵	与带绦虫虫卵相似
生活史特点	①终宿主：犬、狼等食肉动物。孕节及虫卵随粪便排出体外，污染周围环境 ②中间宿主：羊、牛、马、骆驼等偶蹄动物，人可偶尔感染 ③人体感染阶段：虫卵 ④人体感染途径：虫卵污染食物和水，经口感染
致病特点	①寄生于人体引起棘球蚴病 ②寄生部位包括肝、肺、脑等器官，以及腹腔内，以肝为主 ③危害：局部压迫和刺激症状，过敏反应，继发性棘球蚴病和继发性感染
流行特点	①我国主要流行区在西部、北部的广大农牧地区 ②传染源广泛存在 ③传播途径简单，有误食虫卵的机会
实验室诊断	①询问病史：为诊断提供参考依据 ②物理诊断：X 线、B 超、CT、MRI 对诊断和定位有一定意义 ③免疫学诊断：是重要的辅助诊断方法 ④确诊应以手术取出棘球蚴为依据 ⑤切忌穿刺检查，以免产生过敏反应及继发性感染
防治原则	①治疗患者：首选手术治疗；对早期的小棘球蚴或多发棘球蚴，可使用药物治疗，目前以阿苯达唑疗效最佳 ②对家犬、牧犬应定期进行药物驱虫，以减少传染源 ③加强卫生法规建设和卫生检疫，强化群众的卫生行为规范

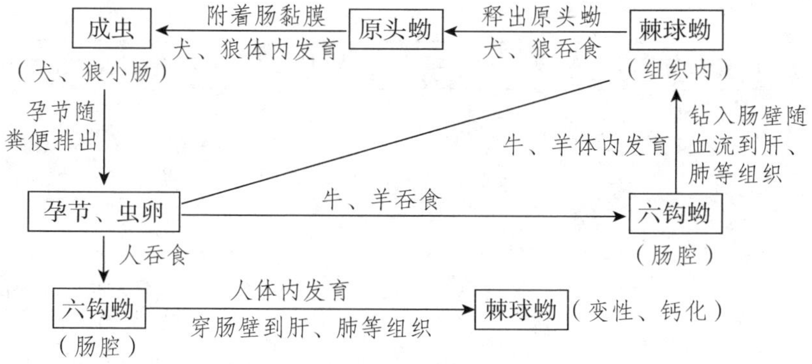

图 13-7 细粒棘球绦虫生活史

生活史要点：

(1) 终宿主是犬、狼等肉食动物，吞食含棘球蚴的牛、羊等脏器而感染。1 个棘球蚴可含数千到上万个原头蚴，每个原头蚴发育为 1 条成虫。感染后到发育为成虫排孕节约需 8 周

(2) 中间宿主是牛、羊、骆驼等食草动物和人。孕节或虫卵污染水源、食物、牧草而导致经口感染，发育为囊状棘球蚴，棘球蚴以蚴体增殖方式产生原头节，在此宿主体内散出的原头节又可形成新的棘球蚴

(3) 人体感染，除饮食外，常由于与犬、羊等动物接触，其皮毛上的虫卵污染手而导致经口感染。棘球蚴主要寄生在人体肝（右叶多见）、肺、腹腔而至脑、胸腔等多种器官及组织。可存活 40 年以上，但不能完成生活史

（二）多房棘球绦虫

概述

多房棘球之绦虫，引起包虫病更重。

表 13-11 多房棘球绦虫与细粒棘球绦虫比较

鉴别点	细粒棘球绦虫	多房棘球绦虫
成虫体长	2 ~ 7mm	1.2 ~ 3.7mm
节片数	3 ~ 4	4 ~ 5
顶突钩数	28 ~ 46	14 ~ 34
生殖孔在节片位置	体侧中部或偏后	体侧中部或偏前
孕节子宫形状	有侧囊	简单的囊状
主要终宿主	狗、狼等食肉动物	狐狸、狗和猫等
中间宿主	食草动物（牛、羊、骆驼等）和人	多种啮齿动物、人等
棘球蚴特征	通常单囊，内含生发囊、原头蚴、囊液	多房性芽生囊，囊内可含有原头蚴、胶冻状物
寄生部位	肝、肺、腹腔、脑等	肝，继发性转移至肺和脑

续表

鉴别点	细粒棘球绦虫	多房棘球绦虫
致病性	机械性损伤，压迫组织，过敏性休克等	比细粒棘球蚴病更严重，病死率较高。机械性压迫，弥漫性浸润生长，破坏并取代肝组织，中心部位发生缺血性坏死、崩解液化，形成空腔或钙化
诊断	手术切除检查、影像诊断、免疫诊断	手术切除检查、影像诊断、免疫诊断，其中免疫诊断效果更佳
治疗	手术切除。吡喹酮、阿苯达唑和甲苯达唑，首选阿苯达唑	手术切除。治疗采用吡喹酮、阿苯达唑和甲苯达唑，首选阿苯达唑
流行	全球性分布。我国主要分布在西部牧区及半农半牧区，迄今全国已有23个省、自治区、直辖市有流行或散布感染	分布地区较局限，主要流行于北半球高纬度地区，遍及北美、欧、亚三洲的寒冷地区和冻土地带。我国分布在宁夏、新疆、青海、甘肃和四川

九、犬复孔绦虫

概述

猫犬之中常寄生，偶然可能感染人，治疗宠物防传染，注意饮食讲卫生。

表 13-12　犬复孔绦虫概况

项　目	基本要点
形态特点	
成虫	属于小型绦虫，虫体长 10 ～ 15cm，头节呈菱形，顶突发达，有小钩；孕节子宫呈网状，内含储卵囊，囊内有虫卵
虫卵	呈卵圆球形，直径 30 ～ 50μm，是两层薄的卵壳，内含一个六钩蚴（见图 13-8）
生活史特点	
感染阶段	似囊尾蚴
感染方式	人误食含有似囊尾蚴的蚤，似囊尾蚴在小肠释出，经 2 ～ 3 周发育为成虫并产卵
致病特点	一般无明显症状，感染严重者（尤其是儿童）有食欲不振、消化不良等症状，如孕节自动从肛门逸出可引起肛门瘙痒
诊断	根据病史资料，与犬、猪等动物有密切接触者，犬、猪动物有排出史；患者有消化道症状并有节片从肛门逸出。确诊主要根据病原学检查虫卵或孕节
治疗	吡喹酮为首选药物，也可用阿苯达唑
预防	加强个人卫生和饮食卫生，定期对家畜、宠物进行灭蚤和驱虫，避免与宠物过分亲昵

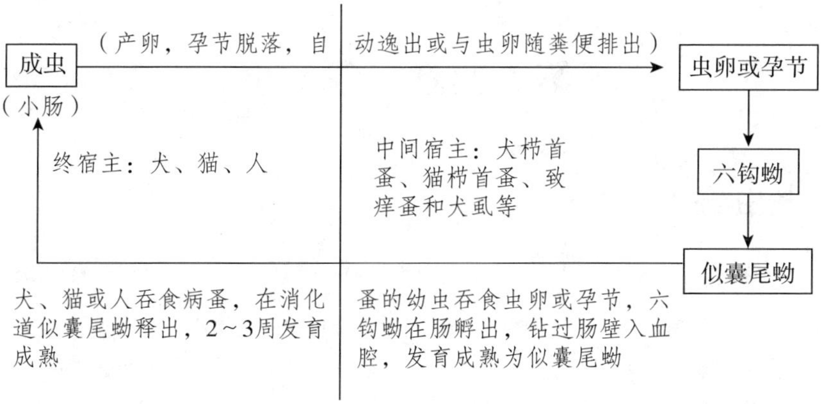

图 13-8 犬复孔绦虫生活史示意图

十、其他人体寄生绦虫

概述

其他绦虫有几种，偶可感染人致病。

表 13-13 其他人体寄生绦虫

绦虫名称	基本要点
亚里伯瑞列绦虫	在哺乳动物和鸟类体内很常见，仅有少数虫种。偶然寄生于人体，我国有本虫感染人体的报告
克氏假裸头绦虫	该虫的正常终宿主是猪和野猪，中间宿主是赤拟谷盗等昆虫。我国曾有发现本虫感染人体
司氏伯特绦虫	猴和其他灵长类动物常见的寄生虫。人体感染少见
巨颈带绦虫	成虫寄生于猪、犬等食肉动物，中绦期幼虫寄生在啮齿类动物的肝，幼虫偶可感染人类
线中殖孔绦虫	主要寄生于鸟类和食肉动物，偶可寄生于人体引起线中殖孔绦虫病

第十四章 线 虫

一、线虫概论

概述

线虫身体不分节，线状或者圆柱形。卵中含一卵细胞，虫卵无盖卵圆形。
发育分为三阶段，卵与幼虫及成虫。生活史分两类型，生物源性土源性。
对人具有危害性，影响因素有多种。

表 14-1 线虫概况

项 目	基本要点
形态特点	
成虫	①多呈线状或圆柱状，体不分节 ②雌雄异体，雌虫尾部尖直，雄虫尾部多卷曲或膨大呈伞状 ③原体腔：在体壁与消化道之间的腔隙 ④体壁：自外向内由角皮层、皮下层和纵肌层组成 ⑤消化系统：包括消化管和腺体。消化管由口孔、口腔、咽管、中肠、直肠和肛门等结构组成，消化道完整 ⑥生殖系统：雄性生殖系统属单管型。雌性生殖系统大多为双管型
虫卵	①线虫卵无卵盖，一般为卵圆形 ②在排出体外时有的线虫卵含有一个尚未分裂的卵细胞，如似蚓蛔线虫卵；有的卵细胞正在分裂中，如钩虫卵；有的已发育成蝌蚪期胚胎，如蠕形住肠线虫卵 ③线虫卵的卵壳主要由卵黄膜、壳质层、脂层三层组成
生活史特点	
三个阶段	线虫的基本发育分为卵、幼虫及成虫三个发育阶段（虫卵发育至成虫要经历四次蜕皮）
两种类型	根据有无中间宿主将线虫分为两种 ①土源性线虫：发育过程中不需要中间宿主。如似蚓蛔线虫、蠕形住肠线虫、毛首鞭形线虫和钩虫 ②生物源性线虫：发育过程中需要中间宿主。如丝虫、旋毛形线虫
致病特点	线虫对人体的危害程度与寄生虫的种类、数量、发育阶段、寄生部位、虫体的机械作用和化学作用及宿主的免疫状态等因素有关

线虫致病性

线虫使人生疾病，主要症状有多种。体内移行肺部时，可有痰咳喘发生。

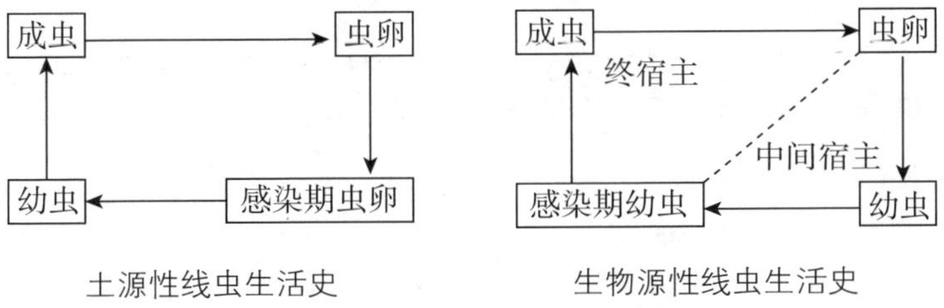

图 14-1 线虫生活史

表 14-2 线虫及其主要临床症状

虫种	主要症状
蛔虫	发热、咳嗽、哮喘、血痰
钩虫	发热、干咳、哮喘、血痰
粪类圆线虫	咳嗽、多痰、哮喘
旋毛虫	肺出血、肺水肿、血痰
棘颚口线虫	咳嗽

我国南方沿海地区可能存在的线虫

我国南方沿海地，可有线虫近十种。

表 14-3 我国南方沿海地区可能存在的线虫

虫种	检查方法	检出虫期
蛔虫	生理盐水直接涂片法 沉淀法	受精卵和未受精卵
鞭虫	生理盐水直接涂片法 沉淀法、饱和盐水浮聚法	虫卵（含 1 个卵细胞）
蛲虫	透明胶纸法、棉签拭子法 夜间检查肛周皮法	虫卵（含蝌蚪期胚或幼虫、成虫）
钩虫	饱和盐水浮聚法 钩蚴培养法	虫卵（含卵细胞） 幼虫
粪类圆线虫	具氏分离法 平皿培养法 腹泻粪便直接涂片或饱和盐水浮聚法	丝状蚴 虫卵
旋毛虫	取腓肠肌或肱二头肌样品，压片或切片镜检	囊包幼虫

续表

虫种	检查方法	检出虫期
丝虫	厚血膜涂片染色镜检 血滴涂片镜检 乳糜尿沉淀、镜检	微丝蚴
美丽筒线虫	针头挑取受染局部 口腔黏膜观察	成虫
结膜吸吮线虫	从眼部患处取出虫体	成虫
广州管圆线虫	取脑脊液镜检	幼虫或发育期成虫

二、似蚓蛔线虫

概述

蛔虫虫卵分三种，感染阶段是虫卵。蛔虫成虫似蚯蚓，寄生部位在小肠。具有较高感染率，并发症则很麻烦，治疗效果比较好，重点着手在预防。

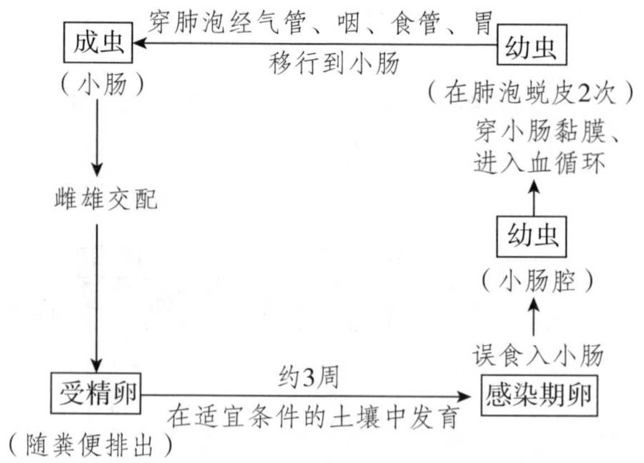

图 14-2 蛔虫生活史

表 14-4 蛔虫概况

项目	基本要点
形态特点	
成虫	①圆柱形，形似蚯蚓，活时略带粉红色，死后呈灰白色 ②头部较尖细，尾部略钝圆，体表可见有细横纹和明显的侧索 ③口孔位于虫体顶端，周围有三唇瓣，排列呈“品”字形 ④雌虫尾端钝圆，生殖系统为双管型 ⑤雄虫尾端向腹面弯曲，生殖系统为单管型，有一对交合刺

续表

项 目	基本要点
虫卵	①受精蛔虫卵：呈宽椭圆形，大小为（54 ~ 75）μm×（35 ~ 50）μm，中等大小，棕黄色，表面有一层凹凸不平的蛋白质膜，卵壳厚，卵壳内有一个大而圆的卵细胞，与卵壳间有新月形空隙 ②未受精蛔虫卵：多呈长椭圆形，大小为（88 ~ 94）μm×（39 ~ 44）μm，棕黄色，壳质层与蛋白质膜均较受精蛔虫卵薄，卵壳内含有许多大小不等的折光性颗粒 ③脱蛋白膜蛔虫卵：若受精蛔虫卵与未受精蛔虫卵的蛋白膜脱落，卵壳则呈无色透明，形成脱蛋白膜蛔虫卵
生活史特点	
中间宿主	不需要中间宿主，虫卵随粪便排出体外，受精蛔虫卵在外界发育为感染期虫卵，人是唯一宿主
寄生部位	成虫寄生在人体小肠
感染阶段	感染期卵
感染方式	感染期卵污染的食物、水源和手，经口感染
幼虫移行途径	在肠腔内孵出的幼虫必须经组织移行后才能发育为成虫，移行途径为侵入小肠黏膜和黏膜下层、肝、右心、肺、肺泡、支气管、咽喉部、胃、小肠
致病特点	
幼虫移行致病	最常见的受损器官是肺
成虫致病	①掠夺营养和破坏肠黏膜影响吸收，引起变态反应 ②并发症：最常见胆道蛔虫症、肠梗阻、蛔虫性阑尾炎、胰腺蛔虫病、肝蛔虫病等
实验室诊断	①粪便直接涂片法：最为常见的病原学检测方法，操作简单，一般能确诊 ②饱和盐水浮聚法：可提高检出率 ③定量透明法（改良加藤法）也常采用
流行特点	农村多于城市，儿童多于成人
流行环节要点	①传染源：粪便中含有受精蛔虫卵的患者和带虫者 ②传播途径：含有感染期蛔虫卵的粪便感染食物、水源和手，经口感染 ③易感人群：人群均易感
蛔虫感染率高居不下的原因	①生活简单，不需中间宿主 ②雌虫产卵量大，随地排便使蛔虫卵污染土壤 ③人群不良的卫生行为 ④虫卵对外界环境抵抗力强
防治原则	①查治患者及带虫者 ②管理粪便和预防感染 ③常用的驱虫药为丙硫咪唑和甲苯咪唑

三、毛首鞭形线虫

概述

鞭虫外形似马鞭，虫卵形似纺锤状，经口感染到盲肠，人是唯一传染源。

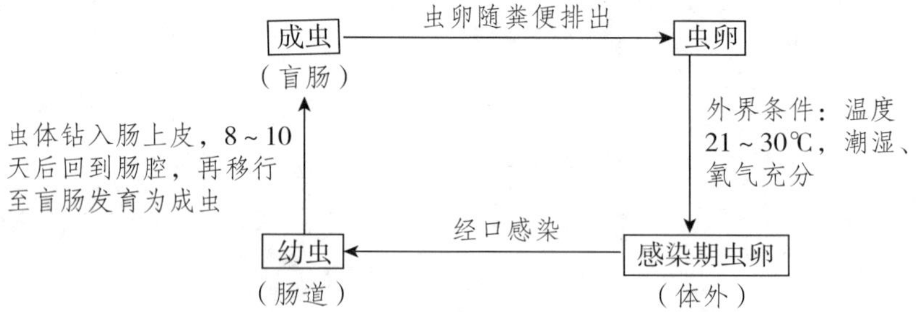

图 14-3　毛首鞭形线虫生活史

表 14-5　鞭虫

项　目	基本要点
形态特点	
成虫	①外形似马鞭，前 3/5 细长，后 2/5 较粗 ②雌雄异体，雌虫长 3 ～ 5cm，尾端钝圆，雄虫长 3 ～ 4.5cm，尾端向腹面卷曲，有交合刺 1 根 ③两性成虫的生殖系统均为单管型
虫卵	①纺锤形，黄褐色 ②大小为（50 ～ 54）μm×（22 ～ 23）μm ③卵壳较厚，虫卵两端各具 1 个透明塞状凸起 ④内含 1 个卵细胞
生活史特点	
中间宿主	不需要中间宿主，成虫产出的虫卵随粪便排出体外，在外界环境发育为感染期虫卵
寄生部位	成虫寄生在人体盲肠，其纤细的前端钻入肠壁黏膜至黏膜下层组织
感染阶段	感染期卵
感染方式	感染期卵污染食物、水源或手，经口感染
致病特点	
致病机制	成虫细长的前端能侵入宿主黏膜下层乃至肌层，由于虫体的机械性损伤和分泌物的刺激作用，可致肠壁黏膜组织出现慢性炎症反应。由于毛首鞭形线虫吸血和损伤肠黏膜渗血，重度感染者可致慢性失血
临床表现	①轻度感染：多无症状，但粪检可发现毛首鞭形线虫卵 ②重度感染：可出现慢性腹泻、粪便带血、消瘦及贫血等 ③儿童重度感染时，可导致直肠脱垂 ④少数患者可出现发热、荨麻疹、嗜酸性粒细胞增多、四肢水肿等全身反应

续表

项　目	基本要点
流行特点	①人是唯一传染源。儿童的感染率较成人高 ②虫卵污染的土壤和地面，用人粪施肥或被虫卵污染的生活用水灌溉的蔬菜是主要的传染源
实验室诊断	检获虫卵为依据：粪便直接涂片法、沉淀集卵法、饱和盐水浮聚法、定量透明法
防治原则	①治疗患者和带虫者，常见药物有丙硫咪唑和甲苯咪唑 ②加强粪便管理，防止污染环境 ③注意个人卫生和饮食卫生

四、蠕形住肠线虫（蛲虫）

概述

蛲虫细小乳白色，含有幼虫在虫卵，寄生部位在肠道，爬出肛门来产卵，
人是唯一传染源，预防为主效显然。

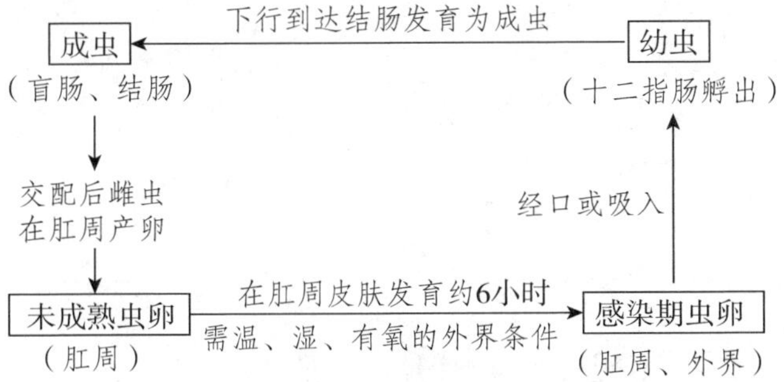

图 14-4　蛲虫生活史

表 14-6　蛲虫概况

项　目	基本要点
形态特点	
成虫	①细小，乳白色 ②体前端角皮膨大形成头翼 ③咽管末端膨大呈球形，称咽管球 ④雄虫长 4 ~ 6mm，生殖系统为单管型，尾端向腹面卷曲，有一交合刺 ⑤雌虫长 1cm，中部膨大，略呈长纺锤形，尾端直而尖细，生殖系统为双管型
虫卵	①无色透明 ②大小为（50 ~ 60）μm×（20 ~ 30）μm ③一侧较平，一侧较凸，卵壳厚 ④内含一条幼虫

续表

项 目	基本要点
生活史特点	
中间宿主	生活史简单，不需要中间宿主
寄生部位	成虫通常寄生于人体的盲肠、结肠及回肠下段
感染阶段	感染期卵
感染方式	感染期卵污染手，经口感染最常见
产卵习性	雌虫有特殊的产卵习性：在宿主熟睡时，雌虫可从肛门爬出，在肛周产卵，经6小时发育为感染期卵
致病特点	①肛门及会阴部瘙痒及炎症：主要由于雌虫肛门外产卵刺激局部所致 ②虫体附着处肠黏膜轻度损害，导致肠功能紊乱或慢性炎症 ③异位寄生：导致蛲虫性阑尾炎、蛲虫性泌尿生殖系统或盆腔炎症
实验室诊断	①常用肛门拭子法（透明胶纸或棉签拭子法），于清晨解便前，查获虫卵即可确诊 ②检获成虫：可在粪便内或肛门周围检获成虫诊断
流行特点	①蛲虫感染呈世界性分布 ②人是唯一的传染源
流行因素	①生活史简单 ②传播方式多，可经肛门-手-口感染、接触感染和吸入感染 ③虫卵对外界抵抗力强
防治原则	①采取综合性防治措施，预防重于治疗 ②治疗患者：常用丙硫咪唑和甲苯咪唑 ③注意公共卫生、个人卫生和家庭卫生

五、十二指肠钩口线虫和美州板口线虫

钩虫形态特征

虫体细长1厘米，头端向背仰曲屈，虫卵壳薄椭圆形，壳与胞间有空隙，
杆状蚴与丝状蚴，蚴虫可分为两期。

表14-7 钩虫的形态特征

发育阶段	形态特征
成虫	①虫体细长约1cm，半透明，活时肉红色，死后呈灰白色 ②虫体头端向背面仰曲 ③虫体有一角质口囊，其腹侧缘有钩齿或板齿，虫体前端有单细胞腺体 ④雌雄异体，雄性生殖系统为单管型，末端膨大形成交合伞，有一对交合刺；雌虫末端呈圆锥形，有的虫种具有尾刺，生殖系统为双管型

续表

发育阶段	形态特征
虫卵	①椭圆形，壳薄，无色透明 ②大小为（56 ～ 76）μm×（36 ～ 40）μm ③壳内常有 2 ～ 4 个细胞 ④卵壳与细胞间有明显的空隙 ⑤两种钩虫卵不易区别
幼虫	①杆状蚴：自卵内刚孵出的幼虫称杆状蚴，为自由生活期幼虫，虫体体壁透明，前端钝、后端尖，有口孔，第一期长约 0.23mm，第二期长约 0.4mm ②丝状蚴：为感染期。体表覆有鞘膜，口腔封闭，在与咽管连接处有 2 个角质状的矛状结构，称口矛或咽管矛，其形状有助于虫种的鉴定。丝状蚴的咽管细长，约占虫体的 1/5。有明显的向温性和向湿性

钩虫概况

主经皮肤感染人，幼虫体内常移行。主要引起钩虫病，粪检虫卵可确诊。

治疗患者带虫者，管理粪便及防护。

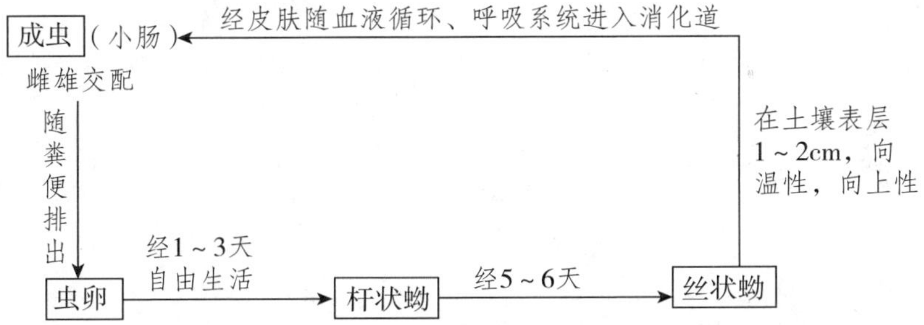

图 14-5　钩虫生活史

表 14-8　十二指肠钩虫与美洲钩虫区别

鉴别要点		十二指肠钩虫（成虫）	美洲钩虫（成虫）
大小 (mm)	雌性	（10 ～ 13）×0.6	（9 ～ 11）×0.4
	雄性	（8 ～ 11）×（0.4 ～ 0.5）	（7 ～ 9）×0.3
体形		头端与尾端均向背面弯曲，虫体呈“C”形	头端向背面弯曲，尾端向腹面弯曲，虫体呈“S”行
口囊		腹侧前缘有 2 对钩齿	腹侧前缘有 1 对板齿
背辐肋		远端分 2 支，每支再分 3 小支	基本分 2 支，每支再分 2 小支
交合刺		两刺呈长鬃状，末端分开	一刺末端呈钩状，包裹于另一刺的凹槽内
尾刺		有	无

注释：十二指肠钩虫即十二指肠钩口线虫，美洲钩虫即美洲板口线虫。

丝状蚴
- （在土壤）皮肤接触，依靠穿刺能力，分泌胶原酶，侵入皮肤（30分钟～1小时）。
  - 经血 → 右心 → 肺 → 肺泡 → 支气管 → 咽 → 吞咽 → 胃 → 小肠
- （随食物）经口 → 口腔、食管的黏膜，同上述途径到小肠
  - （十二指肠钩虫）→ 吞入 → 上消化道 → 小肠

图 14-6 人体感染方式

表 14-9 钩虫概况

项 目	基本要点
形态特点	见表 14-7
生活史特点	
概况	十二指肠钩口线虫和美洲板口线虫生活史基本相同
成虫寄生部位	小肠上段，口囊内钩齿或板齿咬附肠黏膜
感染阶段	丝状蚴
感染方式	主要经皮肤感染，十二指肠钩口线虫还可经口感染
幼虫体内移行	丝状蚴钻入宿主皮肤，进入血管或淋巴管，随血流经右心至肺，穿过肺微血管进入肺泡。然后借助于小支气管、支气管上皮细胞纤毛的运动向上移行至咽，再随吞咽至食管，经胃而达小肠
虫卵	虫卵在温暖、潮湿、荫蔽、含氧充足的土壤中可发育为杆状蚴、丝状蚴
致病特点	
幼虫致病	①钩蚴性皮炎：由感染期幼虫侵入皮肤引起，皮肤较薄处充血斑点或丘疹，奇痒无比 ②呼吸道症状：急性钩蚴感染，幼虫移行至肺，穿破微血管，可引起出血及炎症细胞浸润，患者出现阵发性咳嗽、血痰及哮喘
成虫致病	①消化道症状：早期表现为食欲亢进、上腹部不适及隐痛，后期食欲减退、恶心、呕吐等。重度感染者粪便隐血可呈阳性，甚至可见柏油样血便，甚至心力衰竭而死亡 ②贫血：呈低色素小细胞性贫血。引起患者慢性失血的原因有： a. 虫体自身吸血及血液迅速经其消化道排出造成宿主的失血 b. 钩虫吸血同时不断分泌抗凝素，致使吸附部位黏膜伤口渗出血液，其渗出量与虫吸血量大致相当 c. 虫体更换吸附部位后，原伤口在凝血前仍可继续渗出少量血液 d. 虫体活动造成组织、血管的损伤，也可引起血液的流失 ③婴儿钩虫病：临床表现为急性便血性腹泻，粪便呈黑色或柏油样，患儿面色苍白，消化功能紊乱，生长发育迟缓 ④消化道出血 ⑤嗜酸性粒细胞增多症

续表

项　目	基本要点
流行特点	①北方以十二指肠钩虫为主，南方则以美洲钩虫为主 ②传染源：钩虫病患者和带虫者 ③婴儿钩虫病除可经胎盘感染和经母乳传播外，将婴儿放在染有钩蚴的草地上或将尿布晾在被钩蚴污染的地面上，或用沙袋代替尿布等均可受染
实验室诊断	
粪便检查	①直接涂片法：简便易行，但轻度感染者容易漏诊 ②饱和盐水浮聚法：检出率明显高于直接涂片法 ③改良加藤法：能定量检测感染度 ④钩蚴培养法：检出率与饱和盐水浮聚法相似，可鉴定虫种
痰液检查	检出钩蚴也可确诊
防治原则	①治疗患者和带虫者 a. 钩蚴性皮炎的治疗：可采用皮肤透热疗法，药物涂于皮炎处 b. 驱虫治疗：常用药物有丙硫咪唑和甲苯咪唑，患者贫血严重时需服用铁剂以纠正贫血，补充蛋白质和维生素 C 等 ②加强粪便管理及无害化处理 ③加强个人防护和防止感染

六、粪类圆线虫

概述

此虫生活史复杂，自生寄生分两种：自生世代土壤中，寄生世代宿主中。
感染表现三类型，播散超度型最重。流行特点及防治，前述钩虫相雷同。

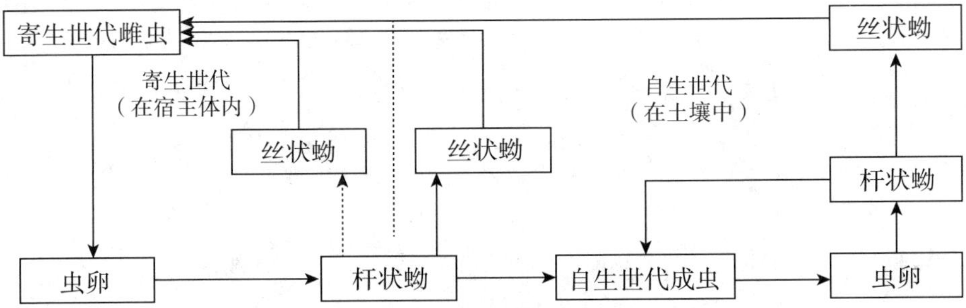

图 14-7　粪类圆线虫生活史

表 14-10 粪类圆线虫

项　目	基本要点
形态特点	
自生世代	雌虫尾端尖细，生殖系统为双管型；成熟成虫子宫内有呈单行排列的各发育期虫卵，阴门位于体腹面中部略后。雄虫尾端向腹面卷曲，具有两根交合刺
寄生世代	雄虫略小，雌虫略长，虫体半透明，体表具细横纹，尾尖细，末端略呈锥形，口腔短，咽管细长。生殖系统呈双管型
虫卵	形似钩虫卵，但较小，部分卵内含胚蚴
杆状蚴	头端钝圆，尾部尖细，具双球形咽管
丝状蚴	即感染期幼虫，虫体细长，咽管约为体长的1/2，尾端分叉，生殖原基位于虫体后部
生活史特点	
自生世代	①成虫在温暖潮湿的土壤中产卵，孵出杆状蚴，发育为自生世代的成虫 ②外界条件适宜时，自生世代可多次进行 ③当外界环境不适于虫体发育时，杆状蚴发育为丝状蚴
寄生世代	①感染阶段：丝状蚴 ②感染方式：经皮肤侵入 ③成虫寄生部位：小肠黏膜
致病特点	
人体感染后的三类病型	①第一类由于有效的免疫应答，轻度感染可被清除，无临床症状出现 ②第二类为持续存在慢性自身感染，可间歇出现胃肠症状 ③第三类为播散性超度感染，患者可出现腹泻、肺炎、出血、脑膜炎及败血症等，甚至因严重衰竭而死亡
主要临床表现	
皮肤损伤	引起小出血点、丘疹，并伴有刺痛和痒感，甚至可出现移行性线状荨麻疹
肺部症状	感染者可出现咳嗽、痰多、嗜酸性粒细胞增多等症状
消化道症状	患者可出现恶心、呕吐、腹痛、腹泻等，并伴有发热、贫血和全身不适等症状
弥漫性粪类圆线虫病	丝状蚴在自身超度感染者体内，还可移行扩散到全身，引起广泛性损伤
实验室诊断	①病原诊断：直接涂片法检出率低，沉淀法检出率高 ②免疫诊断：ELISA 检测患者血清中特异性抗体
流行特点及防治原则	①呈散发感染，本虫的流行因素和防治原则与钩虫相似 ②治疗药物有噻苯达唑、丙硫咪唑和左旋咪唑等

七、旋毛形线虫

概述

成虫线状咽管长，囊包梭形含幼虫。成虫幼虫同宿主，人畜共患此疾病。

成虫寄生在小肠，幼虫寄生肌细胞。致病阶段是幼虫，致病过程分三期。

侵入移行囊包期，重症较高病死率。肉类切勿半生食，阿苯达唑效称奇。

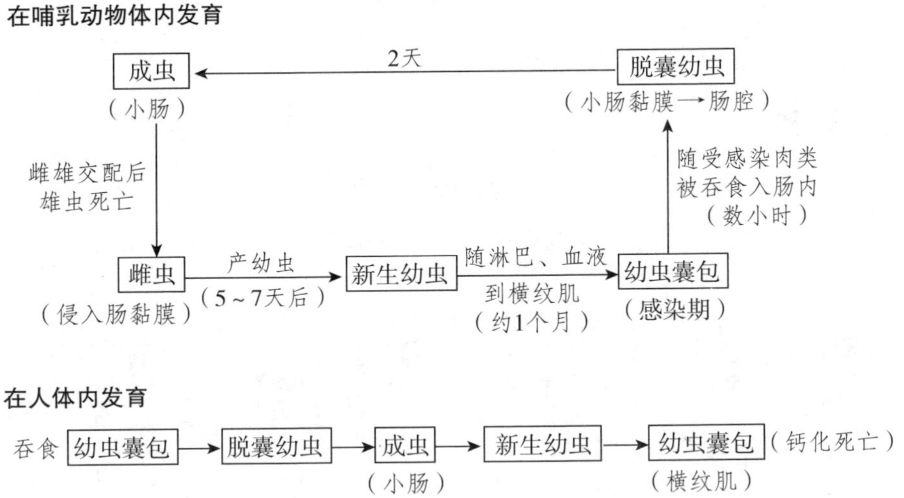

图 14-8　旋毛形线虫生活史

表 14-11　旋毛形线虫概况

项　目	基本要点
形态特点	
成虫	线状，咽管占体长的 1/3 ～ 1/2，两性成虫的生殖系统均为单管型
囊包	寄生在宿主横纹肌细胞内，呈梭形，内含有 1 ～ 2 条卷曲的幼虫
生活史特点	
宿主	成虫和幼虫寄生在同一宿主体内，完成发育必须更换宿主，猪、犬、羊、牛、鼠等多种哺乳动物是旋毛形线虫的保虫宿主
感染阶段	旋毛虫囊包
感染方式	食用含有旋毛虫囊包的肉类等
寄生部位	成虫寄生在小肠，幼虫寄生在横纹肌
致病特点	
侵入期	由幼虫在小肠内脱囊发育成为成虫的过程，可引起肠道广泛性炎症。此期病程约为 1 周
幼虫移行期	指新生幼虫侵入血液移行到全身，在肌肉内形成囊包的过程。此期病程可持续 2 周至 2 个月
囊包形成期	为受损肌细胞修复过程，急性炎症消退，患者全身症状逐渐减轻或消失，但肌痛症状仍可持续数月

续表

项 目	基本要点
实验室诊断	
病原学诊断	活组织检查，取患者疼痛的肌肉，压片或切片镜检，观察幼虫囊包
免疫学诊断	常用的免疫学诊断方法有皮内试验、IFA 或 ELISA 等
流行特点与防治原则	①治疗患者，治疗药物首选阿苯达唑 ②加强肉类食品卫生检查 ③改变不良饮食卫生习惯，不吃生的或半生的肉类 ④改善养猪方法，提倡圈养，以减少传染源

八、丝虫

丝虫的种类

丝虫类型有多种，形态分布各不同。

表 14-12 人体寄生丝虫的致病性、传播媒介、地理分布与微丝蚴的形态特点

虫种	传播媒介	寄生部位	致病性	地理分布	微丝蚴形态特点
班氏丝虫	蚊	淋巴系统	淋巴结炎、淋巴管炎、鞘膜积液、乳糜尿、象皮肿	世界性，北纬 40° 至南纬 28°	具鞘膜，头间隙长宽相等，体核分布均匀，无尾核
马来丝虫	蚊	淋巴系统	淋巴结炎、淋巴管炎、象皮肿	亚洲东部及东南部	具鞘膜，头间隙长：宽＝2：1，体核不均，有尾核
帝汶丝虫	蚊	淋巴系统	淋巴结炎、淋巴管炎、象皮肿	帝汶岛和小巽他群岛	具鞘膜，头间隙长：宽＝3：1，无尾核
盘尾丝虫	蚋	皮下组织	皮下结节、失明	非洲、中美和南美洲	无鞘膜，头间隙长宽相等，尾部无核处长 10 ～ 15μm
罗阿丝虫	斑虻	皮下组织	皮下肿块，也可致各器官损害	西非、中非	具鞘膜，头间隙长宽相等，核分布至尾尖部
链尾丝虫	库蠓	皮下组织	常无致病性	西非、中非	无鞘膜，头间隙长，尾部弯曲，有尾核，体核较少
常现丝虫	库蠓	胸、腹腔	无明显致病性	亚洲、中美和南美洲	无鞘膜，头间隙长、宽约相等，体核分布至尾端，尾钝圆

续表

虫种	传播媒介	寄生部位	致病性	地理分布	微丝蚴形态特点
奥氏丝虫	库蠓	腹腔	无明显致病性，偶可致阴囊水肿	中美和南美洲	无鞘膜，头间隙长，体纤细，体核少，具尾核，尾钝圆

丝虫的形态

成虫细长有弯曲，微丝蚴中体核居。微丝蚴有两类型，一名班氏二马来。

表 14-13　丝虫形态特点

发育阶段	形态特点
成虫	①虫体细长线状，乳白色，表面光滑 ②雄虫尾部向腹面卷曲可达 2 ~ 3 圈 ③雌虫尾部钝圆，略向腹面弯曲
微丝蚴	①虫体细长，头端钝圆，尾部尖细，外被鞘膜 ②体内有圆形的体核，头部有头间隙 ③有的虫种尾部可有尾核

两种微丝蚴形态的比较

班氏马来微丝蚴，形态结构差异有。

表 14-14　班氏微丝蚴和马来微丝蚴形态鉴别

	班氏微丝蚴	马来微丝蚴
大小（μm）	（244 ~ 296）×（5.3 ~ 7.0）	（177 ~ 230）×（5 ~ 6）
体形	柔和，弯曲较大	硬直，大弯上有小弯
头间隙	长度与宽度相等或仅为宽度的一半	长度约为宽度的 2 倍
体核	圆形，较小，大小均匀，排列疏松，相互分离，清晰可数	卵圆形，排列紧密，常相互重叠，不易分清
尾部	后 1/3 较尖细，无尾核	有 2 个尾核，前后排列，尾核处较膨大

丝虫概况

丝虫引起丝虫病，局部淋巴系炎症。慢性阻塞性病变，乳糜尿及象皮肿。

杀灭蚊虫防叮咬，治病常用海群生。

表 14-15 丝虫概况

项　目	基本要点
形态特点	见表 14-13
生活史特点	见表 14-16
致病特点	
微丝蚴血症	患者一般无任何症状或仅有发热和淋巴管炎表现
急性期过敏和炎症反应	表现为急性淋巴炎、淋巴结炎及丹毒样皮炎等
慢性阻塞性病变	
机制	①急性炎症的反复发作、死亡成虫和微丝蚴形成肉芽肿导致局部淋巴回流受阻 ②受阻部位的远端管内压力增高而发生淋巴管曲张或破裂，淋巴液流入周围组织，导致淋巴肿或淋巴积液
常见的阻塞部位及临床表现	①象皮肿：多发于下肢和阴囊，是晚期最常见的体征。上、下肢象皮肿可见于两种丝虫病，而生殖系统象皮肿仅见于班氏丝虫病 ②鞘膜积液：多由班氏丝虫所致。阻塞发生在精囊、睾丸淋巴结，淋巴液渗入鞘膜腔内形成 ③乳糜尿：由班氏丝虫所致。阻塞发生在主动脉前淋巴结或肠干淋巴结，导致乳糜液经侧支流入淋巴管并经肾乳头黏膜破损处流入肾盂，混于尿中排出，乳糜尿液呈乳白色状，似牛奶
流行特点	
概述	丝虫病是全世界重点控制的六大热带病之一，也是我国五大寄生虫病之一
传染源	血中带有微丝蚴的患者及带虫者为本病的传染源
传播媒介	班氏丝虫病的主要传播媒介为淡色库蚊和致倦库蚊，马来丝虫病的主要传播媒介为中华按蚊和嗜人按蚊
易感人群	在丝虫病流行区，人群普遍易感
影响流行的因素	
自然因素	温暖、潮湿的环境适合蚊媒的生长、繁殖和吸血活动，也有利于微丝蚴在蚊体内的发育
社会因素	丝虫病的流行与防治工作的开展、卫生状况及生活水平有关
实验室诊断	
病原学诊断	①血内微丝蚴检查 a. 有厚血膜法、新鲜血滴法、离心沉淀浓集法、薄膜过滤浓集法和海群生白天诱出法等 b. 由于微丝蚴呈现夜现周期性特点，取血时间以晚上 9 时以后为宜。必要时可用海群生白天诱出法血检

续表

项　目	基本要点
病原学诊断	②体液和尿液内微丝蚴检查 ③组织内活检成虫：对肿大淋巴结等部位有可疑结节的患者，可用注射器从淋巴结或肿块中抽取成虫，或从组织切取结节做病理镜检查成虫或微丝蚴
免疫学诊断	包括 IFA、IHA、ELISA
防治原则	①普查普治 a. 治疗药物主要是海群生，常采用海群生盐 b. 对象皮肿患者除给予海群生杀虫外，可结合中医中药、组织疗法及物理疗法等治疗 c. 对鞘膜积液患者多用手术治疗 ②灭蚊方针：针对主要传播媒介的生态习性，采取综合性措施，消除孳生地，杀灭成蚊、幼虫 ③基本消灭丝虫病后的监测工作

丝虫生活史

中间宿主是蚊体，蚊子叮咬传人体。感染阶段微丝蚴，淋巴系中来寄生。
具有夜现周期性，有利蚊媒传疾病。

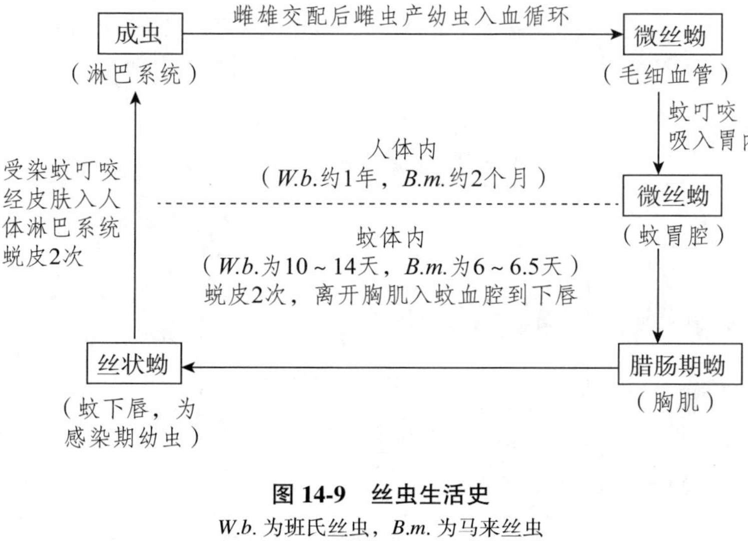

图 14-9　丝虫生活史

W.b. 为班氏丝虫，*B.m.* 为马来丝虫

表 14-16 丝虫生活史

项 目	基本要点
在中间宿主蚊体内的发育	当蚊叮吸含有微丝蚴的人血后，微丝蚴随血液进入蚊体发育为腊肠期幼虫和感染期幼虫
在终宿主人体内的发育	
感染阶段	感染期幼虫，即丝状蚴
感染方式	蚊虫叮咬，丝状蚴经皮肤进入
寄生部位	班氏丝虫可寄生于宿主浅表及深部淋巴系统，主要寄生于深部淋巴系统。马来丝虫则多寄生于上、下肢浅表淋巴系统
微丝蚴的夜现周期性	①定义：丝虫病患者体内的微丝蚴，一般白天滞留在肺毛细血管中，夜间出现在外周血液，这种微丝蚴在外周血中表现为夜多昼少的现象称为夜现周期性 ②两种微丝蚴在外周血出现数量最多的时间略有不同：班氏微丝蚴为晚上 10 时至凌晨 2 时，马来微丝蚴为晚上 8 时至次日晨 4 时 ③机制：微丝蚴的周期性既与人的中枢神经系统（特别是迷走神经的兴奋、抑制）微血管舒缩或氧气吸入量有关，也与微丝蚴自身的生物学特性有关。但总体看来，微丝蚴在外周血中出现的高峰时间总能与当地蚊媒叮人吸血活动高峰时间保持一致

九、广州管圆线虫

概述

成虫寄生在鼠类，人是宿主非适宜。生食鱼虾染幼虫，损伤人体中枢系。

治疗暂无特效药，重在防御要注意。

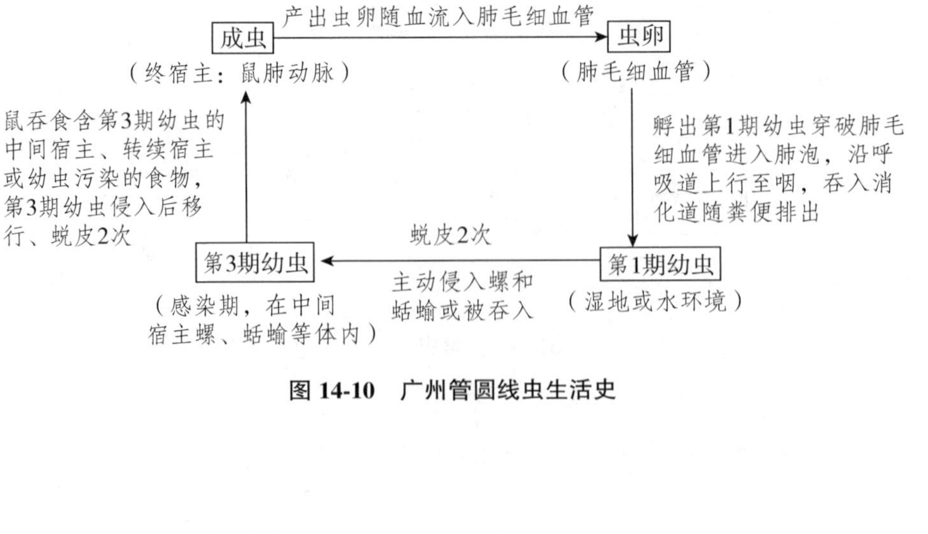

图 14-10 广州管圆线虫生活史

表 14-17　广州管圆线虫概况

项　目	基本要点
形态特点	
成虫	成虫线状、细长，体表具微细环纹。头端钝圆，头顶中央有一小圆口，无口囊。雄虫长 11 ~ 26mm，交合伞对称，呈肾形。雌虫长 17 ~ 45mm，子宫双管形，白色，与充满血的肠管缠绕成清晰的红白相间的螺旋纹
幼虫	第 3 期幼虫长 0.462 ~ 0.525mm，体表有两层外鞘，头端圆，尾部末端骤变尖细，镜检时排泄孔、肛孔清晰可见。第 4 期幼虫约为第 3 期幼虫的 2 倍大小，已显示雌虫有双管形子宫，雄虫后端膨大。第 5 期幼虫明显增长，雌虫阴门已形成，雄虫已具有一小交合伞
生活史特点	
感染阶段	感染幼虫期（第 3 期幼虫）
感染方式	人因生食或半生食含有第 3 期幼虫的中间宿主螺、蛞蝓，或生食（或半生食）转续宿主鱼、虾、蟹、蛙等而感染，也可因生食被幼虫感染的蔬菜、瓜果和生水而感染，幼虫也有可能经皮肤侵入
致病特点	①人不是广州管圆线虫的适宜宿主，故幼虫进入人体后常停留在第 4 期幼虫或成虫早期阶段。②幼虫在人体内游走移行，主要侵犯中枢神经系统，引起嗜酸性粒细胞增生性脑膜脑炎或脑膜炎。③除大脑和脑膜外，病变还可波及小脑、脑干和脊髓，临床常见症状为急性剧烈头痛或脑膜脑炎表现，其次为颈项强直，可伴有恶心、呕吐、颈部运动疼痛、低度或中度发热，有些患者同时伴有躯体痛觉异常、游走性疼痛。也有报道幼虫可侵犯肺部、眼部、鼻部
流行特点	广州管圆线虫病分布于热带和亚热带地区，我国呈散在分布，局部地区居民曾因半生食福寿螺导致广州管圆线虫病暴发流行。人生食或半生食褐云玛瑙螺和福寿螺、蛞蝓、蜗牛等导致食入感染期幼虫而感染；幼虫污染食物和手，生食幼虫污染的蔬菜，饮生水，生食或半生食淡水虾、蟹、鱼等转续宿主，用生蚝或蟾蜍肉敷贴疮疡疾病等都有感染广州管圆线虫的可能
诊断	在流行区有近期生食、半生食或接触本虫中间宿主或转续宿主史，并表现有剧烈头痛、恶心、喷射性呕吐、颈项强直等神经系统症状，应疑有本病的可能。广州管圆线虫病的确诊依据病原学诊断方法，主要是从脑脊液中找到幼虫或发育早期成虫
治疗	本病目前暂无特效药，阿苯达唑和甲苯达唑可杀灭颅内幼虫，左旋咪唑有较好的杀幼虫效果，也可使用吡喹酮
预防	主要是不食生或半生的螺类、蛞蝓、鱼、虾、蟹、蛙类等，不吃未洗净的蔬菜，不喝生水。加工螺类时也要防止幼虫经皮肤感染。灭鼠可以消灭传染源，对预防本病有重要意义

十、结膜吸吮线虫

概述

果蝇传播是媒介，犬猪兔是传染源。成虫寄生结膜囊，引起炎症及感染。

防蝇灭蝇管动物，取出虫体可治疗。

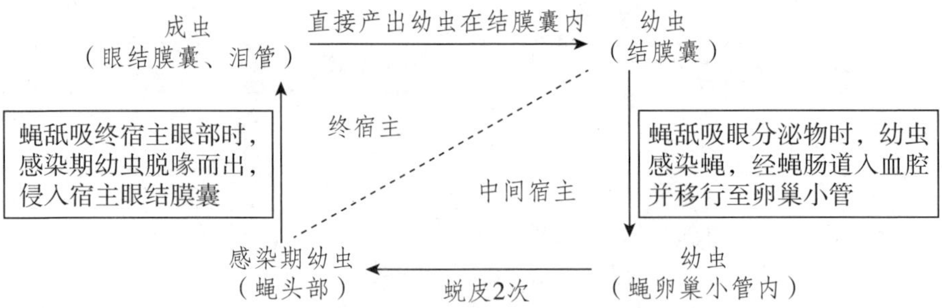

图 14-11　结膜吸吮线虫生活史

表 14-18　结膜吸吮线虫概况

项　目	基本要点
形态与生活史特点	①成虫细长，在眼结膜囊内寄居时为淡红色，离开人体后呈乳白色、半透明。头端钝圆，体表具有微细横纹，侧面观其上下排列呈锯齿状 ②成虫主要在狗、猫等动物的结膜囊及泪管内寄生，偶可寄生在人的眼部 ③感染阶段：感染性幼虫 ④中间宿主为蝇，在其体内发育为感染期幼虫 ⑤感染方式：当蝇舐吸终宿主眼部时，感染期幼虫自蝇口器逸出，进入终宿主眼部
致病特点	成虫寄生于人眼结膜囊内，可引起眼结膜炎症反应
实验室诊断	自患眼取出虫体，镜下鉴定即可确诊
流行特点与防治原则	①果蝇是我国结膜吸吮线虫的传播媒介 ②传染源主要为家犬，其次是猫、兔等动物 ③不良的环境卫生是本病流行的主要原因 ④治疗：取出虫体 ⑤预防本病的关键 a. 防蝇、灭蝇，搞好环境卫生 b. 加强犬、猫等动物管理 c. 注意个人卫生，特别注意眼部卫生是预防感染的主要措施

十一、其他人体寄生线虫

概述

其他线虫有多种，寄生人体可致病。

表 14-19 其他人体寄生线虫

线虫名称	致病性
东方毛圆线虫	一种寄生于绵羊、牛、马和驴等反刍类动物胃和小肠内的寄生虫，也可寄生于人体，引起毛圆线虫病
美丽筒线虫	长期寄生于哺乳动物如猪、猴、熊，以及多种反刍类动物的口腔、食管黏膜和黏膜下层。偶然寄生于人体引起筒线虫病
棘颚口线虫	其终宿主是猪、犬等动物，也可寄生于虎、狸、狮和豹等野生动物，偶可寄生于人体，引起颚口线虫病
艾氏小杆线虫	这类线虫营自生生活，生活于污水及腐败植物中，偶可寄生于人体消化道和泌尿生殖道，引起艾氏小杆线虫病
兽比翼线虫	一类主要寄生于野生哺乳动物、鸟类、家禽、家畜的线虫。已知共有十余种，其中喉兽比翼线虫和港归兽比翼线虫偶可寄生于人体支气管、气管和咽喉等部位，引起人体兽比翼线虫病
肾膨结线虫	又称巨肾虫，可寄生于犬、水貂、狼、褐家鼠等动物的肾和腹腔内，偶尔感染人，引起肾膨结线虫病
麦地那龙线虫	寄生于人和多种哺乳动物组织内，引起麦地那龙线虫病
肝毛细线虫	一种寄生于鼠类和多种哺乳动物的寄生虫，偶尔感染人。成虫寄生于肝，引起肝毛细线虫病
异尖线虫	一类成虫寄生于海栖哺乳动物，幼虫寄生于海栖鱼类的线虫，人因生食海鱼而感染，可引起人体异尖线虫病。该虫感染人体可引起内脏幼虫移行症，常见的虫种为异尖线虫属的简单异尖线虫和拟地新线虫

第十五章　猪巨吻棘头虫

概述

成虫吻颈躯三部，卵含小沟棘头蚴。猪和人为终宿主，主要病变在肠道。炒食甲虫改习惯，药物治疗效不高。

表 15-1　猪巨吻棘头虫

项　目	基本要点
形态特点	
成虫	①呈乳白色或淡红色，活体时背腹略扁。固定后为圆柱形，体表有明显横纹 ②虫体由吻突、颈部、躯干三部分组成 ③无口及消化道
虫卵	①呈椭圆形，棕褐色 ②卵壳厚，一端闭合不全，呈半透明状，易破裂 ③成熟卵内含有一个具有小沟的幼虫，称棘头蚴
生活史特点	①终宿主为野猪和猪，人也可为终宿主 ②中间宿主为甲虫类昆虫 ③寄生部位：成虫寄生在终宿主的小肠内 ④感染阶段：感染性棘头体 ⑤感染方式：经口感染 ⑥人为其非正常宿主，偶尔也有成虫寄生
致病特点	①虫体对人体的危害主要是以吻突部钩附在肠黏膜上，且经常更换附着部位，使寄生部位出现炎症、坏死、溃疡，并形成棘头虫结节 ②患者出现消化不良、乏力、消瘦、腹泻和黑便等症状。右下腹或脐周常出现阵发性或持续性疼痛，在腹部明显压痛处可触及单个或多个、大小不一的圆形或卵圆形包块
实验室诊断	驱虫或手术检获虫体即可确诊
流行特点与防治原则	①猪为其主要的传染源 ②人的感染主要与炒食或烧食甲虫有关 ③防治以卫生宣传、改变炒食甲虫习惯为主 ④目前尚无理想的驱虫药物，丙硫咪唑和甲苯达唑有一定疗效。出现并发症者，应及时手术治疗

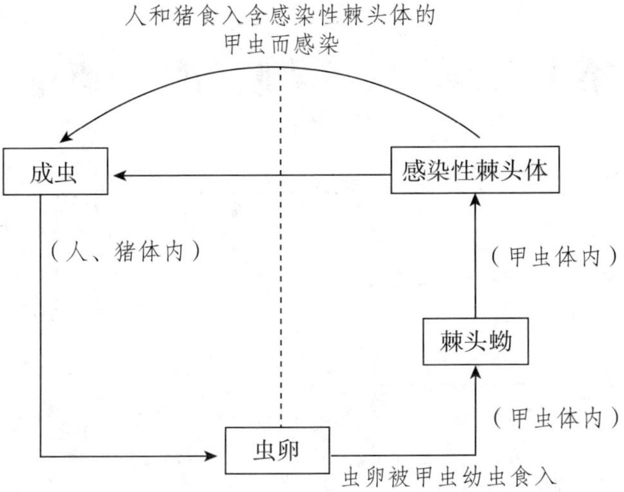

图 15-1　猪巨吻棘头虫生活史

生活史为间接型的线虫与棘头虫

几种线虫棘头虫，生活史为间接型。

表 15-2　生活史为间接型的线虫和棘头虫种类

虫　种	主要终宿主	中间宿主	成虫寄生部位
旋毛虫	猪、犬、人、鼠	同前	小肠
班氏丝虫	人	致倦库蚊、淡色库蚊	淋巴结（深部）
马来丝虫	人、猴	中华按蚊、嗜人按蚊	淋巴结（浅部）
结膜吸吮线虫	犬、猪、人	蝇、变色纵果蚊	眼结膜囊、泪管
广州管圆线虫	野鼠、黑家鼠、褐家鼠	褐云玛瑙螺	肺动脉
猪巨吻棘头虫	猪、人	天牛、金龟子等甲虫	小肠

第十六章 医学节肢动物学概论

医学节肢动物的特征

节肢动物即昆虫，能够传病或致病，医学关系密切者，医学节肢动物论。
节肢动物有特征，肢体分节又对称，循环开放外骨骼，发育蜕皮和变态。

表 16-1 医学节肢动物的定义及特性

项 目	说 明
医学节肢动物的定义	可通过骚扰、蛰刺、吸血、毒害、寄生和传播病原体等方式危害人畜健康的节肢动物
医学节肢动物学定义	研究医学节肢动物的形态、分类、生活史、生态、地理分布、致病或传病规律以及防治方法的科学，通常又称为医学昆虫学
节肢动物的重要特性	①躯体两侧对称 ②躯体及附肢分节对称 ③体表由甲壳质及醌单宁蛋白组成外骨骼 ④循环系统开放式，整个循环系统的主体称为血腔，内含血淋巴 ⑤发育过程大多经历蜕皮和变态

节肢动物的分类

节肢动物分五组，昆虫纲与蛛形纲，甲壳纲与唇足纲，体表管形倍足纲。

表 16-2 节肢动物的主要类群及医学重要性简表

分类阶元			主要特征	主要类群	重要性
纲	亚纲	目			
甲壳纲			足 5 对，触角 2 对	淡水蟹、虾、蝲蛄、剑水蚤	作为蠕虫的中间宿主
蛛形纲	蜱螨亚纲	寄螨目	成虫足 4 对，无触角，无翅	蜱、革螨	可侵害人类或传播疾病
		真螨目		恙螨、疥螨、蠕形螨、尘螨	
	蜘蛛亚纲			蜘蛛	可侵害人类
	蝎亚纲			蝎子	

续表

分类阶元			主要特征	主要类群	重要性
纲	亚纲	目			
昆虫纲		双翅目	足3对，触角1对，体分头、胸、腹，有或无翅	蚊、蝇、白蛉、蠓、蚋、虻	可侵害人类或传播疾病
		蚤目		跳蚤	
		虱目		虱	
		蜚蠊目		蜚蠊	
		半翅目		臭虫	
		鳞翅目		松毛虫	
		鞘翅目		隐翅虫	
唇足纲			触角1对，每节足1对	蜈蚣	可侵害人类
倍足纲			触角1对，每节足2对	马陆	有些种类可作为蠕虫中间宿主或侵害人类

表16-3　节肢动物的简要分类

节肢动物的分类	说　明
昆虫纲	由头、胸、腹三部分构成，有触角1对、足3对
蛛形纲	成虫由头胸部和腹部组成，或头胸腹愈合成一个整体，称为躯体，具4对足，无触角
甲壳纲	虫体分为头胸和腹部，有触角2对、足5对
唇足纲	虫体狭长，背腹扁平，由头及形态相似的若干体节组成
倍足纲	虫体长管型，多节，由头及形态相似的若干体节组成，触角1对

医学节肢动物对人类的危害

医学昆虫危害人，危害机制分两种：直接危害伤机体，间接危害传疫病。

表16-4　医学节肢动物对人类的危害

危害性	说　明
直接危害	①吸血和骚扰 ②蜇刺和毒害：蜇刺时将毒液注入人体而使人受害 ③超敏反应：节肢动物的唾液、分泌物、排泄物和脱落的表皮等均可引起 ④寄生：作为病原体引起某些疾病

续表

危害性	说　明
间接危害	传播疾病：由节肢动物传播的疾病称为虫媒病。传播方式有机械性传播和生物性传播（发育式传播、繁殖式传播、发育繁殖式传播和经卵传递式传播）

医学昆虫传播病原体的方式

节肢动物传疾病，传播方式分两种：机械性与生物性，生物传播四类型。

表 16-5　医学昆虫传播病原体的方式

传播方式	基本要点
机械性传播	节肢动物对病原体的传播仅起着携带、输送作用
生物性传播	病原体必须在节肢动物体内进行发育和（或）繁殖的阶段，或完成生活史中某一环节后才具有感染性，通过各种途径传播到新的宿主
发育式	病原体在节肢动物体内只有发育而无繁殖过程，病原体仅有形态结构变化，数量上没有增加
繁殖式	节肢动物为病原体繁殖的场所，数量增多但无形态变化
发育繁殖式	病原体在节肢动物体内，不仅发育而且繁殖，不仅有形态上的变化，而且在数量上增加
经卵传递式	病原体在节肢动物体内繁殖，而且可以经卵传递到下一代，其后代因携带这些病原体而不断传播疾病

病媒节肢动物的判定

病媒昆虫之判定，判定证据有三个：流行病学生物学，还有证据病原学。

表 16-6　病媒节肢动物的判定

判定的依据	说　明
生物学依据	①与人有密切关系，尤以嗜吸人血者更重要 ②必须有较大的数量，往往是当地的优势种群 ③必须有较长的寿命，以保证病原体有完成发育和增殖所需要的时间
流行病学依据	媒介节肢动物的地理分布和季节消长应与虫媒病的流行及流行季节相一致
病原学依据	主要从实验室感染和自然感染两方面进行调查

表 16-7　医学节肢动物传播的重要疾病

媒介	疾病		病原体类别						传播方式				感染途径				
			病毒	立克次体	细菌	螺旋体	原虫	蠕虫	发育	繁殖	经卵传递	机械携带	经皮肤传入				经口传入
													叮咬或舐吸	粪便污染伤口	体液污染伤口	足基节腺污染伤口	
蚊	蚊媒病	疟疾					✓		✓	✓			✓				
		丝虫病						✓	✓				✓				
		登革热	✓							✓	✓		✓				
		流行性乙型脑炎	✓							✓	✓		✓				
		西尼罗热								✓	✓		✓				
蝇	痢疾（细菌性、阿米巴性）				✓		✓					✓					✓
	脊髓灰质炎		✓									✓					✓
	结膜吸吮线虫病							✓	✓				✓				
	锥虫病						✓			✓			✓				
白蛉	黑热病						✓			✓			✓				
	白蛉热		✓							✓	✓		✓				
蚋	盘尾丝虫病（河盲症）							✓	✓				✓				
虻	罗阿丝虫病、荨麻疹样皮炎							✓	✓				✓				
蠓	链尾、常现、奥式丝虫病							✓	✓				✓				
蚤	鼠疫				✓					✓			✓				
	地方性斑疹伤寒			✓						✓				✓			
虱	流行性斑疹伤寒			✓						✓				✓			
	虱媒回归热			✓						✓					✓		
蜚蠊	多种肠道疾病		✓	✓	✓		✓	✓				✓					✓

续表

媒介	疾病		病原体类别						传播方式				感染途径				
													经皮肤传入				经口传入
			病毒	立克次体	细菌	螺旋体	原虫	蠕虫	发育	繁殖	经卵传递	机械携带	叮咬或舐吸	粪便污染伤口	体液污染伤口	足基节腺污染伤口	
硬蜱	蜱媒病	森林脑炎	√							√	√		√				
硬蜱	蜱媒病	莱姆病				√				√			√				
硬蜱	蜱媒病	兔热病			√					√	√		√				
硬蜱	蜱媒病	蜱媒出血热（克里米亚出血热）	√							√	√		√	√			
硬蜱/软蜱	蜱媒病	Q热		√						√	√		√	√			
硬蜱/软蜱	蜱媒病	北亚蜱传斑疹伤寒（北亚蜱媒立克次病）		√						√	√		√	√			
软蜱	蜱媒回归热					√				√	√		√		√	√	
恙螨	恙虫病			√						√	√		√				
革螨[1]	流行性出血热		√							√	√		√*	√*			√*

注释：[1] 革螨传播流行性出血热病毒，除可通过革螨的叮咬传播外，还可通过其宿主（鼠类）的排泄物污染而传播。污染食物和水源可经消化道传播，污染尘埃可经呼吸道传播，也可由排泄物接触皮肤伤口或黏膜而传播。

表 16-8 我国主要病媒节肢动物及其传播的主要虫媒病

常见虫媒病	主要病媒节肢动物	传染途径
流行性乙型脑炎	三带喙库蚊	蚊叮咬，经皮肤
登革热	白纹伊蚊、埃及伊蚊	蚊叮咬，经皮肤
森林脑炎	全沟硬蜱	蜱叮咬，经皮肤
流行性出血热	革螨	螨叮咬，经皮肤
克里米亚出血热	亚东璃眼蜱	蜱叮咬、经皮肤
恙虫病	地里纤恙螨	螨幼虫叮咬，经皮肤
地方性斑疹伤寒	印鼠客蚤	病蚤粪污染皮肤伤口或黏膜

续表

常见虫媒病	主要病媒节肢动物	传染途径
流行性斑疹伤寒	人虱	虱粪污染皮肤伤口或黏膜
鼠疫	印鼠客蚤、致痒蚤	蚤叮咬，经皮肤
流行性回归热	人虱	虱体液污染皮肤伤口和黏膜
地方性回归热	乳突钝缘蜱、特突钝缘蜱	蜱叮咬，经皮肤或基节液污染受损皮肤
莱姆病	全沟硬蜱	蜱叮咬，经皮肤
黑热病	中华白蛉	白蛉叮咬，经皮肤
疟疾	嗜人按蚊、中华按蚊、微小按蚊、大劣按蚊	蚊叮咬，经皮肤
班氏丝虫病	淡色库蚊、致倦库蚊、中华按蚊	蚊叮咬，经皮肤
马来丝虫病	嗜人按蚊、中华按蚊	蚊叮咬，经皮肤

医学节肢动物的防制

医学昆虫之防制，综合措施来实施：理化防制办法多，生物遗传莫忽视，法规防制不可少，环境治理要重视。

表 16-9　医学节肢动物的防制

防制方法	说　明
环境治理	通过改善环境减少媒介孳生，预防和控制虫媒病
物理防制	利用机械、热、光、声、电等手段
化学防制	使用对节肢动物有毒的物质诱杀、毒杀或驱避节肢动物
生物防制	使用生物或生物代谢产物防制害虫
遗传防制	通过改变或转换遗传物质，降低其繁殖势能或生存竞争力
法规防制	包括检疫、卫生监督和强制防制三个方面

第十七章　昆 虫 纲

昆虫纲概况

成虫分为头胸腹，三个胸节三对足。躯体左右相对称，一对触角位于头。

虫体孵化成幼体，化蛹羽化为成虫。生活史中有变态，胚后发育需蜕皮。

表 17-1　昆虫纲概况

项　目	基本要点
成虫形态特征	①躯体左右对称，分为头、胸和腹三个部分 ②头部：有触角 1 对，有复眼 1 对。口器分为咀嚼式、刺吸式和舔吸式 ③胸部：分前、中和后 3 个胸节，足 3 对 ④腹部：由 11 节组成，尾端为外生殖器，是昆虫种类鉴定的重要依据
生活史特点	①变态：昆虫经历从外部形态、内部结构、生理功能到生态习性及行为的一系列变化 ②在昆虫胚后发育过程中需蜕皮数次，两次蜕皮之间的虫态称为龄，其所对应的发育时间称为龄期 ③孵化：所有昆虫的幼体（幼虫、若虫）破卵而出的过程 ④羽化：成虫从蛹皮脱出的过程 ⑤完全变态：发育过程中需要经历蛹期的称为完全变态。各期之间的外部形态、生活习性差别显著 ⑥不完全变态：发育过程中不需要经历蛹期的称为不完全变态

一、蚊

概述

蚊虫分为头胸腹，翅有鳞片窄而长。口器属于刺吸式，有足三对细而长。

按蚊库蚊和伊蚊，形态特征各不同。

表 17-2　蚊的形态特征

项　目	说　　明
头部	①似半球形，有复眼、触角和触须各 1 对 ②两性按蚊的触须与喙等长，雄蚊的触须末端膨大 ③库蚊、伊蚊的雌蚊触须甚短，不足喙的一半 ④库蚊的雄蚊触须长于喙，伊蚊的雄蚊触须与喙等长 ⑤口器属刺吸式

续表

项　目	说　　明
胸部	①分前胸、中胸和后胸 ②有足3对，中胸有翅1对，后胸有1对平衡棒，是双翅目昆虫的特征 ③蚊翅窄长，膜质，翅脉简单，上有鳞片覆盖 ④蚊足细长，足上有鳞片形成的黑白斑点和环纹
腹部	分11节，第2～8节明显可见，最末3节变为外生殖器
内脏	具有消化、排泄、呼吸、循环及生殖等系统
与其他双翅目昆虫的主要区别	①喙细长，比头部长几倍，便于吸食和穿刺血管 ②翅脉特殊，被有鳞片 ③足细长，足及身体其他部位均有鳞片

表17-3　三属蚊虫各期形态主要区别

虫期	区别点	按蚊	库蚊	伊蚊
成蚊	体色	大多灰褐色	大多棕黄色	黑色有白斑
	翅	大多有黑白斑	大多无黑白斑	无黑白斑，同库蚊
	停息姿态	虫体与喙成一线，与栖息面成一角度	虫体与喙成一角度，与栖息面平行	
卵	形态	舟状，有浮囊	长圆锥形，无浮囊	纺锤形，无浮囊
	在水中情况	单个散在浮于水面	聚集成筏状卵块浮于水面	单个散开，沉于水底
幼虫	呼吸管	无，但有呼吸孔1对	有，细而长	有，粗而短
	静止姿态	虫体平浮于水面	呼吸管露于水面，头倒垂与水面成一角度	同库蚊
蛹	呼吸管	短而粗，口宽，似漏斗形，前方有裂隙	细而长，口小，前方无裂隙	短而宽，口呈三角形，前方无裂隙

蚊的生活史

雌蚊产卵在水中，水中孵化变幼虫。蜕皮四次变成蛹，蛹经羽化变成虫。

表17-4　蚊的生活史要点

发育阶段	基本要点
蚊卵	①按蚊卵呈舟形，两侧有浮囊，浮于水面 ②库蚊卵呈圆锥形，无浮囊，粘在一起形成卵块浮于水面 ③伊蚊卵一般呈橄榄形，无浮囊，常单个沉于水底

续表

发育阶段	基本要点
幼虫	① 分为头、胸、腹 3 部分，口器为咀嚼式 ② 库蚊幼虫的呼吸管细长；伊蚊幼虫的呼吸管粗短；按蚊缺呼吸管，但有气门
蛹	呈逗点状，胸背两侧有 1 对呼吸管。不食能动，在水中羽化为成蚊
成蚊	羽化即行交配、吸血、产卵

蚊的生理与生态

常见蚊虫有数种，繁生习性不相同。雌蚊产卵需吸血，成蚊交配在群舞。
季节消长和越冬，蚊种不同则不同。

表 17-5 蚊的生理与生态

生理与生态	基本要点
孳生的习性	① 各种蚊对孳生环境有一定的选择 ② 分型：田塘型、缓流型、丛林型、污水型、容器型
成蚊交配	交配是在群舞时进行，通常雌蚊一生只需交配一次
吸血的习性	与传播疾病密切相关。雌蚊必须吸食人或动物的血液后卵巢才能发育、产卵
生殖营养周期	蚊每次从吸血到产卵的周期
栖息习性	① 常在较阴暗、潮湿、避风处栖息 ② 分 3 型：家栖型、半家栖型、野栖型
季节消长和越冬	不同的蚊种有所不同

常见蚊种的孳生地

常见蚊子有数种，孳生地点略有异。

表 17-6 常见蚊种的孳生地及环境治理

蚊虫种类	孳生地	环境治理措施
中华按蚊、嗜人按蚊	稻田	间歇灌溉或湿润灌溉，稻田养鱼，清除田边杂草
三带喙库蚊	同上	同上
微小按蚊	山涧缓流的小溪	铲除小溪岸边杂草，设水闸定期开放，以冲除幼虫
致倦库蚊	污水沟、污水坑	疏通水沟，填平水坑，或用杀虫剂灭幼虫
白纹伊蚊	盆、罐和树洞中积水	翻盆倒罐，堵树洞，或用杀虫剂灭幼虫

蚊与疾病

雌蚊喜欢叮咬人，传播疾病有多种。综合措施来防制，彻底灭蚊才安心。

表 17-7 蚊与疾病

项 目	基本要点
与疾病关系	①疟疾：病原体为疟原虫，传播方式是发育增殖式 ②丝虫病：病原体为班氏丝虫和马来丝虫，传播方式是发育式 ③流行性乙型脑炎：病原体为流行性乙型脑炎病毒，可在蚊体内经卵传递 ④登革热：病原体为登革热病毒，病原体可经卵传递
重要传染病种类	①嗜人按蚊：传播疟疾 ②中华按蚊：传播疟疾 ③微小按蚊：传播疟疾 ④淡色库蚊和致倦库蚊：传播丝虫病 ⑤三带喙库蚊：传播流行性乙型脑炎 ⑥白纹伊蚊：传播登革热 ⑦埃及伊蚊：传播登革热
防制原则	环境治理，化学防制，生物防制，法规防制

二、白蛉

概述

白蛉吸血骚扰人，更能传播黑热病。

表 17-8 白蛉的概况

项 目	基本要点
形态特征	①成虫体呈灰黄色或浅灰色，全身密被细毛 ②头部球形，复眼大而黑，无单眼。触角 1 对细长。口器为刺吸式 ③胸背隆起呈驼背状。翅狭长，末端尖，被有细毛 ④腹部背面的毛竖立或平卧。腹部后端，雌蛉有 1 对尾须
生活史	①生活史有卵、幼虫、蛹和成虫四期 ②卵孵出幼虫；幼虫化蛹；蛹不食不动，后羽化为成虫；成虫羽化后交配 ③雌蛉通常一生交配一次，吸血后 3 ~ 4 天产卵 ④从卵发育至成虫需 6 ~ 8 周。雌蛉可存活 1 个月左右
生态	①孳生地：各期幼虫均生活在土壤中 ②食性：雄蛉不吸血，以植物汁液为食，雌蛉吸血 ③栖息与活动：成虫通常栖息于室内外阴暗、潮湿、避风的场所，白蛉的飞行能力弱，家栖种类通常在室内活动

续表

项　目	基本要点
生态	④季节消长与越冬：季节分布与当地的温度变化有关，多以4龄幼虫潜藏于地表浅土内越冬
与疾病的关系	①叮人吸血 ②传播黑热病（内脏利什曼病）
防制原则	药物杀蛉，环境治理，加强个人防护

三、蠓

概述

蠓能传播多种病，叮人吸血骚扰人。

表17-9　蠓的概况

项　目	基本要点
形态特征	①成虫较细长，褐色或亮黑色 ②头部近球形，复眼发达。触角丝状，各节上有轮毛。口器为刺吸式 ③胸背面呈圆形隆起。翅和平衡棒各1对。翅较短宽，末端钝圆 ④足细长，附节分5节，末节具爪1对
生活史与习性	①生活史有卵、幼虫、蛹和成虫4期 ②卵孵出幼虫；幼虫在适宜温度下化蛹；蛹不活动，羽化为成虫 ③雌蠓吸血。库蠓一般多在黄昏和黎明活动
与疾病的关系	①蠓刺吸人血时引起皮炎，严重时引起过敏性休克 ②传播常现丝虫病、链尾丝虫病和奥氏丝虫病
防制原则	个人防护，消灭孳生场所

四、蚋

概述

蚋可叮刺骚扰人，还能传播各疾病。

表17-10　蚋的概况

项　目	基本要点
形态特征	① 成虫较短粗，通常呈黑色或黑棕色 ② 头部：复眼明显，触角较粗短，触须分5节。口器为刺吸式 ③ 胸背：背面隆起，翅和平衡棒各1对 ④ 翅宽短，末端圆，膜质透明，无色斑和细毛

续表

项 目	基本要点
生活史与习性	① 生活史有卵、幼虫、蛹和成虫 4 期 ② 雌蚋交配后开始吸血，多数种类在白天活动 ③ 产卵于水草与树叶或石块上 ④ 成虫栖息于野草及河边灌木丛 ⑤ 以卵或幼虫在水下越冬
与疾病的关系	① 叮刺人造成瘙痒，叮刺部位可引起皮炎 ② 传播盘尾丝虫病和奥氏丝虫病
防制原则	清除孳生地，野外工作时加强个人防护

五、虻

概述

蛀是牲畜大害虫，也可叮咬骚扰人。

表 17-11 虻的概况

项 目	基本要点
形态特征	①成虫体粗壮，呈褐色或黑色，体表多软毛 ②头部宽大，复眼明显。触角分 3 节，触须分 2 节。雌虻口器较短 ③翅和平衡棒各 1 对。足粗壮，跗节分 5 节，末节具爪、爪垫和爪间突 ④腹部外观 7 节，第 8 节起特化为外生殖器
生活史与习性	①生活史有卵、幼虫、蛹和成虫 4 期 ②雌虻吸血。多数种类在交配后经吸血才能产卵 ③孳生地大，可分为水生、半水生和陆生 ④多以幼虫越冬
与疾病的关系	①叮咬人引起荨麻疹样皮炎，在非洲可传播罗阿丝虫病 ②我国畜牧业重要的害虫

六、蝇

概述

苍蝇是个害人精，又传疾病又致病。“四害”之中有大名，综合措施来消灭。

表 17-12 蝇的概况

项　目	基本要点
形态特征	
头部	① 近半球形，有复眼 1 对、单眼 3 个、触角 1 对、触须 1 对 ② 非吸血蝇类的口器为舔吸式，吸血蝇类的口器为刺吸式
胸部	①前后胸退化，中胸特别发达，其背板上鬃毛的排列、斑纹等特征可作为分类的依据 ② 中胸有翅 1 对，足 3 对，跗节末端有爪和爪垫各 1 对，中间有爪间突 ③ 爪垫和足上密布鬃毛，可分泌黏液
腹部	10 节组成，一般可见前 5 节，后 5 节演化成外生殖器
生活史特点	
卵	呈椭圆形，乳白色，常堆积成块。在夏季，产出的卵一天即可孵化
幼虫	多为圆柱形，前尖后钝。无眼无足，多呈乳白色。孳生地中化蛹
蛹	圆筒状，棕褐色至黑色。不食不动，后羽化成蝇
成蝇	羽化后进行交配，数日后雌蝇产卵或产幼虫
生态特点	
孳生地	① 分为 5 类：即人粪类、畜禽粪类、腐败动物类、腐败植物类和垃圾类 ② 蝇种不同，其孳生场所不同
食性	
成蝇的食性分类	①不食蝇类口器退化 ②吸血蝇类以动物与人的血液为食 ③非吸血蝇类的食性包括蜜食性、粪食性和杂食性
习性和特点	①在蝇类机械性传播疾病方面具有重要意义 ②取食频繁，且有边吃、边吐、边排粪便的习性 ③全身密布鬃毛，爪垫可分泌黏液而携带大量病原体
活动与栖息	① 大多数蝇类在白天活动，夜间常栖息在白天活动的场所 ② 善飞翔，有时可随交通工具扩散
季节消长	① 按蝇类繁殖盛期所在的季节可分为春秋型、夏秋型、夏型、秋型和冬季高峰型 ② 夏秋型和秋型蝇类与夏季肠道传染病的关系最为密切
越冬	除卵外的各期都可越冬
与疾病的关系	
传播疾病	
机械性传播	① 蝇类的主要传播方式，主要引起夏秋季肠道传染病 ② 吸血蝇类可传播脊髓灰质炎、炭疽、螺旋体病以及皮肤利什曼病等

续表

项 目	基本要点
生物性传播	如锥虫病。某些蝇类可作为一些寄生虫的中间宿主。果蝇是结膜吸吮线虫的中间宿主
蝇蛆病	
定义	蝇幼虫寄生于人体组织或器官引起的疾病称蝇蛆病
类型	眼蝇蛆病，皮肤蝇蛆病，胃肠道蝇蛆病，耳、鼻、咽和口腔蝇蛆病，泌尿生殖道蝇蛆病，创伤蝇蛆病，吸血蝇蛆病
防制原则	环境防制，物理防制，化学防制，生物防制

七、蚤

概述

跳蚤脚长会跳高，吸血传病又骚扰。

表 17-13 蚤的概况

项 目	基本要点
形态特征	
形态	成虫两侧扁平，棕黄至深褐色。体表有许多毛、刺鬃和栉
头部	略似三角形，有触角窝。眼位于触角窝前方，口器为刺吸式
胸背	① 分 3 节，每节由背板、腹板各 1 块及侧板 2 块构成 ② 足长而发达，适于跳跃
腹部	① 分 10 节，第 7 节背板后缘两侧各有一组臀前鬃 ② 雌蚤腹部末端钝圆，在 7 ～ 8 腹板的位置上可见受精囊
生活史特点	①蚤发育有卵、幼虫、蛹和成虫 4 期 ②卵孵出幼虫蜕皮 2 次，变为成熟幼虫，吐丝作茧，在茧内第三次蜕皮化蛹 ③羽化时需外界的刺激，才可诱使成虫破茧而出
生态特点	
孳生地	雌蚤通常在宿主皮毛上和窝巢中产卵
宿主	① 蚤两性都吸血 ② 宿主范围很广，包括哺乳类和鸟类 ③ 蚤善跳跃 ④ 蚤在宿主的寄生时间分为游离型、半固定型、固定型 ⑤ 蚤成虫对宿主体温反应敏感
季节消长与越冬	蚤类季节消长大致可分为春季型、夏季型、秋季型、冬季型、春秋型

续表

项　目	基本要点
与疾病关系	①骚扰吸血 ②寄生：潜蚤的雌蚤可寄生于宿主皮下，引起潜蚤病 ③传播疾病：鼠疫、地方性斑疹伤寒、绦虫病
防制原则	清除孳生地，灭蚤防蚤，杀灭鼠类

八、虱

概述

头虱体虱耻阴虱，寄生各有根据地。斑疹伤寒回归热，由虱传播应牢记。

表 17-14　虱的概况

项　目	基本要点
形态特征	
人虱	① 成虫背腹扁平，体狭长，灰白色 ② 头部呈菱形，触角分 5 节。眼位于触角后方。口器为刺吸式 ③ 胸部 3 节融合，中胸背面两侧有气门 1 对，无翅，足粗壮 ④ 腹部分节明显 ⑤ 人头虱体略小，体色稍深，触角较粗短
耻阴虱	① 成虫灰白色，体形宽短似蟹 ② 胸部宽而短。前足及爪均较细小，中、后足胫节和爪明显粗壮 ③ 腹部前宽、后渐窄，气门 6 对，前 3 对气门排成斜列
生活史与习性	①生活史发育为不完全变态 ②卵孵化出若虫，每隔 3 ～ 5 天蜕皮 1 次，再发育为成虫 ③寄生：头虱寄生在人的头发，产卵于发根；体虱主要寄生在贴身衣裤处，卵多产于衣服纤维上；耻阴虱主要寄生于阴部及周围等处 ④虱若虫和成虫仅嗜吸人血，不耐饥饿，常有边吸血边排粪便的习性 ⑤对温度和湿度都极其敏感
与疾病关系	①叮咬局部导致皮炎，搔破后可继发感染 ②传播疾病：流行性斑疹伤寒，虱媒回归热
防制原则	注意个人卫生，勤换洗；洁身自好，预防耻阴虱感染；采用物理和化学方法灭虱

九、臭虫

概述

臭虫扁平椭圆形，夜间吸血骚扰人。杀虫剂或开水烫，防制臭虫可施行。

表 17-15　臭虫的概况

项　目	基本要点
形态特征	①成虫背腹扁平，椭圆形，红褐色，遍体生有细毛
	②头部两侧有 1 对突出的复眼，无单眼。触角分 4 节。口器为刺吸式
	③前胸背板大而明显，胸部无翅。后胸腹面有 1 对新月形的臭腺孔。有 3 对足
	④腹部宽阔，外观可见 8 节
生活史与习性	①臭虫发育为不完全变态
	②臭虫主要栖息于室内的缝隙处。白天隐匿于暗处，喜群居，夜间活动吸血
	③对宿主无严格选择性。雌虫、雄虫、若虫均嗜吸血
对人的危害及防制	①对人危害主要是吸血骚扰，影响正常作息
	②开水烫或经常性喷洒杀虫剂灭臭虫可收到良好的防制效果

吸血昆虫传播的疾病

吸血昆虫传疾病，传播疾病有多种。

表 17-16　吸血昆虫传播的疾病

吸血媒介	疾病名称	病原体	传播方式	感染途径
蚊	疟疾	疟原虫	发育繁殖式	刺叮吸血，子孢子随唾液进入体内
	丝虫病	丝虫	发育式	刺叮吸血，感染期幼虫从蚊下唇逸出，经皮肤吸血伤口钻入体内
	登革热	病毒	繁殖式，经卵传递式	刺叮吸血，病毒随唾液进入体内
	流行性乙型脑炎	病毒	繁殖式，经卵传递式	刺叮吸血，病毒随唾液进入体内
	西尼罗热	病毒	繁殖式，经卵传递式	刺叮吸血，病毒随唾液进入体内
	黄热病	病毒	繁殖式，经卵传递式	刺叮吸血，病毒随唾液进入体内
吸血蝇	锥虫病	原虫	生物性传播，繁殖式	刺叮吸血，原虫随唾液进入体内

续表

吸血媒介	疾病名称	病原体	传播方式	感染途径
白蛉	黑热病	利什曼原虫	生物性传播，繁殖式	刺叮吸血，原虫随唾液进入体内
	白蛉热	病毒	生物性传播，繁殖式	刺叮吸血，原虫随唾液进入体内
蚋	盘尾丝虫病（河盲症）	盘尾丝虫	生物性传播，发育式	同丝虫
虻	罗阿丝虫病	罗阿丝虫	生物性传播，发育式	同丝虫
蠓	链尾、常现、奥氏丝虫病	相应的丝虫	生物性传播，发育式	同丝虫
蚤	鼠疫	鼠疫杆菌	生物性传播，繁殖式	刺叮吸血，细菌随消化道反流液进入体内
	地方性斑疹伤寒	莫氏立克次体	生物性传播，繁殖式	病原体随蚤粪污染伤口造成感染
虱	地方性斑疹伤寒	莫氏立克次体	生物性传播，繁殖式	病原体随虱粪污染伤口造成感染
	虱媒回归热	回归热螺旋体	生物性传播，繁殖式	压破虱体，病原体随虱的体液污染伤口

表 17-17 我国常见虫媒病及感染方式

虫媒病	病原体	主要病媒节肢动物	感染方式及途径
流行性乙型脑炎	日本脑炎病毒	三带喙库蚊、白纹伊蚊	蚊叮咬，经皮肤感染
登革热	登革热病毒	埃及伊蚊、白纹伊蚊	伊蚊叮咬，经皮肤
森林脑炎	森林脑炎病毒	全沟硬蜱	蜱叮咬，经皮肤
流行性出血热	汉坦病毒	革螨	革螨叮咬，经皮肤
恙虫病	恙虫立克次体	地里纤恙螨和红纤恙螨的幼虫	幼虫叮咬，经皮肤
地方性斑疹伤寒	莫氏立克次体	印鼠客蚤、致痒蚤	成蚤粪污染皮肤或黏膜伤口
流行性斑疹伤寒	普氏立克次体	人虱、耻阴虱	虱粪污染皮肤或黏膜伤口
鼠疫	鼠疫杆菌	印鼠客蚤、致痒蚤	蚤叮咬，经皮肤
虱媒回归热	俄拜氏疏螺旋体	人虱、耻阴虱	挤破虱体，体液污染皮肤、黏膜伤口
蜱媒回归热	伊朗包柔螺旋体 拉氏包柔螺旋体	乳突钝缘蜱 特突钝缘蜱	蜱叮咬，经皮肤；或基节腺液污染伤口

续表

虫媒病	病原体	主要病媒节肢动物	感染方式及途径
莱姆病	伯士疏螺旋体	全沟硬蜱	蜱叮咬，经皮肤
疟疾	疟原虫	中华按蚊、嗜人按蚊、微小按蚊、大劣按蚊	蚊叮咬、经皮肤
黑热病	杜氏利什曼原虫	中华白蛉、硕大白蛉	白蛉叮咬，经皮肤
淋巴丝虫病	班氏丝虫	淡色库蚊、致倦库蚊、中华按蚊	蚊叮咬、经皮肤
	马来丝虫	嗜人按蚊、中华按蚊、东乡伊蚊	蚊叮咬，经皮肤

十、蜚蠊

概述

蟑螂学名称蜚蠊，传播疾病令人嫌。一边进食一边拉，污染食物真讨厌。

表 17-18　蜚蠊的概况

项　目	基本要点
形态特征	①成虫背腹扁平，椭圆形，具油亮光泽 ②头部较小，大部分被前胸背板覆盖。复眼发达呈肾形。单眼 1 对或退化。口器为咀嚼式 ③胸部背板宽扁，中、后胸较小；通常有翅 2 对 ④腹部扁宽。最末腹节背板上生有 1 对尾须
生活史与生态	①不完全变态 ②食性：为杂食性，耐饥力较强。有边吃、边吐、边排泄的习性，该习性可传播多种疾病 ③栖息与活动：家栖型白天隐匿，夜间活动
防制原则	①搞好环境卫生，清除孳生地 ②诱捕或粘捕杀虫及化学药物杀虫

医学昆虫的比较

医学昆虫相对比，既有相同又相异。

表 17-19 医学昆虫特征比较

区别点	蠓	蚋	虻	臭虫	蜚蠊
形态					
体长（mm）	1 ~ 3	1.5 ~ 5	6 ~ 30	4 ~ 5	9 ~ 35
口器	刺吸式	刺吸式	刺舔式	刺吸式	咀嚼式
翅	1 对	1 对，翅宽阔，纵脉发达	1 对	无翅	2 对，有些缺翅
分类鉴定特征	翅斑，雌蠓受精囊的形状和数目，雄蠓尾器构造	外生殖器	腹部的颜色和纹饰	前胸前缘形状	大小、形状、翅的有无
生活史					
发育类型	完全变态	完全变态	完全变态	不完全变态，卵 - 若虫 - 成虫	不完全变态
发育期	15 天至 1 个月	2 ~ 3.5 个月	数月甚至 1 年以上	6 ~ 8 周	数月至 1 年以上
生态					
幼虫孳生地	防潮而富于有机物的场所	清洁的流水中	幼虫常潜伏于水底泥土表层	若虫、成虫都在床板、褥垫、墙缝等处	厨房灶具、墙缝、家具等隐蔽处
食性	雌蠓吸血	雌蚋吸血	雌虻吸血	若虫、成虫均吸血	杂食性
活动	半径 100 ~ 300m 的范围	2 ~ 5km，远者可达 10km 以上。多数在白昼活动	飞行力极强，可达 45 ~ 60km。白昼活动，中午吸血活动最活跃	可通过行李、家具等搬移导致散布。夜间吸血	可随各种交通工具散布到远处。夜间活动觅食
医学重要性	骚扰吸血，引起皮炎，是非洲链尾丝虫、常现丝虫和奥氏丝虫病的传播媒介	骚扰吸血，引起皮炎，是非洲盘尾丝虫病的传播媒介	骚扰吸血。机械传播炭疽和兔热病。某些斑虻是非洲罗阿丝虫病的传播媒介	骚扰，吸血	机械性传播多种肠道疾病病原体。可作为某些蠕虫（如长膜壳绦虫、美丽筒线虫等）的中间宿主
防制	环境治理，喷洒杀虫药，个人防护	同左。在野外工作时应涂驱避剂、戴防虫头罩等	同蚋	保持室内卫生，注意检查旅行行李，防止孳生和散布；水烫、喷洒杀虫剂灭臭虫	同臭虫

第十八章　蛛 形 纲

蛛形纲的特征与分类

虫体分头胸和腹，或者头胸腹合一。成虫有足共四对，触角复眼翅均无。

蛛形纲分三亚纲，蜱螨亚纲蝎蜘蛛。

表 18-1　蛛形纲的特征与分类

项　目	基本要点
特征	①虫体分头胸部及腹部或头、胸、腹愈合为一体 ②无触角，无复眼，无翅 ③成虫有足 4 对
分类	
蝎亚纲	分头胸部和腹部。头部有 1 对螯肢，1 对须肢。头胸部背面有 1 对中眼和 3 ～ 5 对侧眼
蜘蛛亚纲	分头胸部和腹部，两部分以一细柄相连。头前方有单眼，螯肢 1 对。须肢足状。腹部球形，多不分节，其末端通常有 3 对纺器
蜱螨亚纲	圆形或卵圆形，由躯体和颚体组成。颚体又称假头，包括口器和颚基两部分

一、蜱

蜱的形态和生态习性

硬蜱和软蜱相比，形态习性略有异。

表 18-2　硬蜱与软蜱的形态与习性的差别

项　目	硬蜱	软蜱
形态		
假头	位于躯体前端，从背面可见	位于躯体腹面前部，从背面看不见
颚基背面	有一对孔区	无孔区，颚基较小，口下板不发达
躯体	呈袋状，两侧对称	呈卵圆形，体型似扁囊
躯体背部	有盾板，雄性大，雌性小	无盾板，体表有许多小疣等
颚体	较大，位于躯体前端	较小，位于躯体前端腹面
须肢	较短，各节活动不灵活	较长，各节活动较灵活
基节腺	退化或不发达	发达
雌雄区别	较明显	不明显

续表

项　目	硬蜱	软蜱
生态习性		
吸血性	各活动期仅吸血一次，多在白天吸血，吸血时间较长，每次约数天	若虫期仅吸血一次，但成虫多次吸血，多在夜间吸血，吸血时间较短，每次数分钟到一小时
更换宿主	多数种类为三宿主蜱，也有单宿主、二宿主及多宿主蜱	多为多宿主蜱
栖息场所	森林、灌木丛、草原、耕地、家畜圈舍、野生动物洞穴	小型兽类的洞穴或岩窟、禽舍、鸟巢、家畜圈舍及房舍的缝隙中

蜱的生活史、危害性及防制原则

发育过程分四期，卵幼若虫与成虫。直接叮人有毒性，还能传播多种病。

综合措施防制蜱，个人防护较为重。

表 18-3　蜱的生活史、危害性及防制原则

项　目	基本要点
生活史	①发育过程有卵、幼虫、若虫和成虫 4 期 ②卵孵出幼虫，在宿主体表吸血后落地并蜕皮为若虫 ③若虫在宿主体表再次吸血后蜕皮为成虫 ④成虫在宿主体表吸血时进行交配，血液消化后产卵
与疾病的关系	
直接危害	①硬蜱叮咬人后引起皮炎 ②产生毒害作用，某些蜱唾液中含有神经毒素，可使宿主产生上行性肌肉麻痹，甚至呼吸衰竭，称蜱瘫痪
传播疾病	①森林脑炎：硬蜱为传播媒介，可经卵传递 ②克里米亚出血热：硬蜱为传播媒介，可经卵传递 ③莱姆病：硬蜱为传播媒介，可经卵传递 ④北亚蜱传斑疹伤寒：硬蜱和软蜱为传播媒介，可经卵传递 ⑤Q 热：硬蜱和软蜱为传播媒介，可经卵传递 ⑥蜱媒回归热：软蜱为传播媒介，可经卵传递 ⑦人埃立克体病：硬蜱为传播媒介 ⑧细菌性疾病：硬蜱为传播媒介，可经卵传递
防制原则	环境防制，化学防制，生物防制，个人防护

二、革螨

概述

革螨实在令人嫌，成虫叮咬致皮炎。多种疾病能传播，综合防制是首选。

表 18-4 革螨

项 目	基本要点
形态特征	①成虫呈卵圆形，由颚体与躯体两部分组成 ②躯体背面的背板整块或分 2 块，背板上有刚毛 ③躯体腹面前缘的正中有一个叉形的胸叉。雌螨腹面有多块骨化的板，雌螨通常愈合为 1 块全腹板 ④雌虫生殖孔位于胸板之后，被生殖板遮盖，雄虫生殖孔位于全腹板前缘 ⑤气门位于第Ⅲ、Ⅳ对足基节间的外侧
生活史及生态	
发育过程	幼虫、前若虫、后若虫和成虫，完成生活史需 1 ～ 2 周
食性	主要捕捉小型节肢动物。寄生性革螨的宿主，包括小型哺乳类、鸟类和爬行类动物。雌成虫、雄成虫、若虫均吸血，并可多次吸血
致病	可引起革螨皮炎，传播流行性出血热、立克次体病（疱疹性立克次体病）等
防制原则	环境防制，化学防制，个人防护

表 18-5 蜱与螨的特征比较

特征	蜱	螨
区别点		
形态		
体型大小	较大，肉眼可见	很小，多数肉眼不可见
体表	革质，无或有短毛	膜质，躯体有长毛
口下板	显露，有齿	无或隐入，无齿
生活史	蜱类均营寄生生活，幼虫、若虫和成虫均吸血	螨类多营自生生活，仅少数为寄生性，除永久性寄生的种类外，往往有多种食性
共性		
形态	整个虫体分为颚体（又称假头）与躯体 2 部分	
生活史	属于不完全变态，分为卵、幼虫、若虫、成虫 4 个时期。幼虫有足 3 对，若虫和成虫均有足 4 对	

三、恙螨

概述

恙螨寄生在皮肤，引起皮炎恙螨痛。还能传播出血热，杀螨灭鼠要抓紧。

表 18-6 恙螨

项 目	基本要点
形态	①虫体大多椭圆形
	②颚体位于躯体前端，由螯肢、须肢及颚基组成。颚基在腹面向前延伸，其外侧形成一对螯盔
	③躯体背面有 1 块盾板，其上有 5 根毛，中部有 2 个圆形感器基
	④有眼 1 ～ 2 对，位于盾板两侧的眼板上。盾板后方的躯体上有横列的背毛，是种类鉴定的依据。腹面有足 3 对
生活史及生态	
发育过程	有卵、前幼虫、幼虫、若蛹、若虫、成蛹和成虫 7 个时期
孳生地	隐蔽、潮湿、多草、多鼠等场所
宿主与食性	①大多寄生在宿主体表皮薄而湿润处 ②幼虫先以螯肢爪刺入皮肤，然后注入涎液，宿主组织出现凝固性坏死，在唾液周围形成一个环圈，继而发展成茎口
活动	常聚集在一起呈点状分布，称为螨岛。幼虫也可随宿主活动而扩散
季节消长	一般可分为夏季型、春秋型、秋冬型
与疾病关系	①恙螨皮炎
	②恙虫病，经变态和经卵传播
	③流行性出血热
防制原则	清除孳生地，药物杀螨，灭鼠，个人防护

四、蠕形螨

概述

蠕形螨可分两类，寄生毛囊皮脂腺。流行范围比较广，引起痤疮和皮炎。

表 18-7 蠕形螨

项 目	基本要点
形态	①成虫体狭长，呈蠕虫状，乳白色，半透明，雌虫略大于雄虫
	②虫体分为颚体、足体和末体 3 部分。须肢 1 对，分为 3 节。足 4 对，粗短
	③雄性生殖孔位于足体背面的第 2 对足基之间，雌性生殖孔在腹面第 4 对足基之间
	④毛囊蠕形螨的末体较狭长，皮脂蠕形螨的末体粗短
生活史与习性	①发育过程包括卵、幼虫、前若虫、若虫和成虫 5 个时期
	②蠕形螨寄生在人体各个部位，主要寄生于面部
	③毛囊蠕形螨寄生于毛囊内，皮脂蠕形螨常单个寄生于皮脂腺和毛囊中

续表

项　目	基本要点
致病性	①为条件致病螨，可引起毛囊扩张，毛囊上皮变形 ②虫多时还可导致角化过度或角化不全及真皮层毛细血管增生、扩张，在皮脂腺内的虫体可导致皮脂腺分泌受阻 ③螨的代谢产物可引起变态反应，虫体进出活动携带病原体可导致炎症反应 ④严重时甚至可引起痤疮、疖肿。酒渣鼻的发生与毛囊蠕形螨感染密切相关
诊断	①从毛囊或皮脂腺分泌物中检出蠕形螨病原体即可确诊 ②常用挤压涂片法、透明胶纸法
流行特点	①呈世界性分布，可同时感染两种蠕形螨 ②通过直接和间接接触传播
防制原则	①加强卫生宣传教育，注意个人卫生，避免与患者密切接触 ②治疗药物有 10% 硫黄软膏和二氯苯醚菊酯霜剂等

两种蠕形螨的比较

两种蠕形螨对比，大致相似略有异。

表 18-8　两种蠕形螨的形态、生活史比较

项　目	内　　容
形态	①虫体细长呈蠕虫状，乳白色，半透明。雌虫略大于雄虫。虫体分颚体和躯体 2 部分。颚体呈梯形。躯体分足体和末体 2 部分：足体短，有足 4 对，足粗短；末体较细长，表皮具环状横纹 ②毛囊蠕形螨成虫长 0.1 ～ 0.4mm，寄生于毛囊，常多个群居 ③皮脂蠕形螨成虫较毛囊蠕形螨略短，末体尾端较尖。主要寄生于皮脂腺，常单个寄居
生活史	分卵、幼虫、前若虫、若虫、成虫 5 期。主要寄生于颜面部，还可寄生于躯体其他部位。雌、雄虫交配后雄虫死亡，完成一代生活史约需半个月，成虫寿命约 4 个月
致病性	多数人无症状，少数人可表现为局部炎症，如脂溢性皮炎、毛囊炎、痤疮、酒渣鼻等
诊断	挤压涂片法，透明胶纸粘贴法
治疗	2% 甲硝唑霜、10% 硫黄软膏、苯甲酸苄酯乳剂、二氯苯醚菊酯霜剂
流行病学	人体蠕形螨呈世界性分布，国内外报道人群感染率为 0.8% ～ 100%。感染可通过直接或间接接触而传播

五、疥螨

概述

疥螨令人生疥疮，损伤皮肤痒难当。外用药物有疗效，个人卫生重预防。

表 18-9 疥螨

项 目	基本要点
形态	①虫体呈圆形或椭圆形，背面隆起，体色乳白或浅黄 ②颚体短小，螯肢呈钳状，须肢分为 3 节 ③躯体背面有横行的波状纹及鳞片状皮棘。足 4 对：2 对在前，末端有吸垫；2 对在后 ④雌螨后 2 对足末端各有 1 根长刚毛，雄螨第 3 对足末端有 1 根长刚毛，第 4 对足末端为吸垫
生活史	①疥螨生活史包括卵、幼虫、前若虫、后若虫及成虫 5 个时期 ②虫体挖掘隧道，雌性后若虫与雄性成虫交配后不久，雄虫死亡，而雌虫即在隧道内产卵 ③疥螨多寄生于皮肤嫩薄皱褶部位
致病特点与诊断	①典型的皮损为丘疹、水疱及隧道，多为对称性分布 ②皮肤被搔破后，可继发细菌感染，导致脓疱、毛囊炎和疖肿等 ③局部瘙痒是疥疮主要表现，尤以夜间为甚 ④用消毒针头挑破隧道顶端表皮，镜检查出虫体是最可靠的诊断方法
流行特点	世界性分布，在儿童和青少年集体中感染率较高
防制原则	①加强卫生宣传教育，注意个人卫生，避免与患者接触及使用患者衣物 ②治疗药物有 10% 硫黄软膏、10% 苯甲酸苄酯等

六、粉螨

概述

粉螨真是讨人嫌，使人过敏生皮炎。

表 18-10 粉螨

项 目	基本要点
形态特征	①虫体椭圆形或卵圆形，乳白色 ②分颚体和躯体两部分，躯体分足体和末体，足体又分前足体和后足体 ③躯体前端背面有一背沟和一块盾板，背腹有刚毛 ④腹面有足 4 对

续表

项　目	基本要点
生活史	发育过程有卵、幼虫、第一若虫、第三若虫、成虫5个时期
种类	有腐食酪螨、扎氏脂螨、害嗜鳞螨、甜果螨、拱殖嗜渣螨、速生薄口螨6种
致病特征	可引起螨性皮炎，螨性过敏
诊断	从患者痰液、尿液、粪便中检获螨体或卵即可确诊
防制原则	防螨、灭螨，避免误食粉螨污染的食物，药物治疗

七、尘螨

概述

尘螨诱使人过敏，相应引起多种病。

表18-11　尘螨

项　目	基本要点
形态特征	①虫体椭圆形，乳黄色 ②颚体有螯肢和须肢各1对 ③躯体表面具有细密或粗皱的皮纹和少量刚毛，背面前端有狭长的盾板 ④各足末端有杯状垫
生活史	发育过程有卵、幼虫、第一若虫、第三若虫及成虫5个时期
生态特点	分布广泛，主要孳生于卧室内的枕芯、被褥、软垫、地毯和家具中
致病特点	主要引起变态反应性疾病，常见有过敏性哮喘、过敏性鼻炎及过敏性皮炎
诊断	根据病史及临床表现，结合免疫学试验诊断
防制原则	注意个人卫生及居住卫生，使用杀虫剂灭螨，患者可用脱敏疗法治疗

尘螨与蒲螨的比较

尘螨蒲螨相对比，二者之间有差异。

表18-12　尘螨与蒲螨的比较

项　目	屋尘螨	粉尘螨	蒲螨
形态	螨体长圆形，长0.3～0.4mm，乳白色，体表有指纹状皮纹，躯体前端有长毛1对，后端有长毛2对，背面前端有狭长盾板，雄螨后端有后盾板，足4对，末端呈钟形吸盘状		约0.2mm。雌虫纺锤形，受孕雌虫后端呈囊状膨大，直径可达2mm

续表

项 目	屋尘螨	粉尘螨	蒲螨
生活史	以皮屑、面粉、真菌等为食，营自生生活。可随尘埃被吸入人体而致病		蒲螨是蝶蛾类昆虫幼体的寄生螨，受孕雌虫的卵在母体内生长发育，化成成螨后才爬出母体
医学重要性	虫体、分泌物、代谢物等是强烈的过敏原，吸入后可致肺螨病、过敏性皮炎、支气管哮喘等症状	叮咬引起皮炎及荨麻疹等，因误食带粉尘螨食物而引起恶心、腹痛、腹泻等症状，可侵入呼吸道致肺螨病	人与稻草、谷物或麻袋接触时，螨爬上人体刺叮，引起皮疹（又称为谷痒症）。通常仓库搬运工易遭受侵袭
防制	存在于住房、仓库的尘埃中。注意清洁卫生。用尘螨浸液做皮肤过敏试验，阳性者可做脱敏治疗，或用抗过敏药物治疗	粉尘螨孳生于各种谷物、谷粉和干果。做好食品的存储管理，保持环境干燥，注意食物卫生和个人防护	在有蝶蛾昆虫的稻草、谷物、棉籽或麻袋上，可有许多蒲螨聚集。应加强粮仓管理，防止蝶蛾类孳生。此外，应采取灭螨措施和注意个人防护

第十九章　人体寄生虫学综述

概述

寄生虫，有多种，形态结构不相同。纵向分析找差异，横向归纳有共同。
传播方式可相似，引起症状可相同。诊断方法有类似，预防方法可相同。
相互对比和归纳，记忆起来较轻松。

寄生虫的感染途径

寄生虫，有多种，感染途径可相同。

表 19-1　寄生虫的感染途径

感染途径	说　明
经口感染	
原虫	溶组织内阿米巴（四核包囊），蓝氏贾第鞭毛虫（成熟包囊），刚地弓形虫（卵囊、滋养体、包囊、假包囊），隐孢子虫（卵囊）
吸虫	华支睾吸虫（囊蚴）、布氏姜片吸虫（囊蚴）、卫氏并殖吸虫（囊蚴）、斯氏狸殖吸虫（囊蚴）
绦虫	曼氏迭宫绦虫（裂头蚴、原尾蚴），链状带绦虫（虫卵、囊尾蚴），肥胖带绦虫（囊尾蚴），细粒棘球绦虫（虫卵），多房棘球绦虫（虫卵），微小膜壳绦虫（虫卵、似囊尾蚴）
线虫	似蚓蛔线虫（感染性虫卵）、毛首鞭形线虫（感染性虫卵）、蠕形住肠线虫（感染性虫卵）、旋毛形线虫（囊包），十二指肠钩虫（丝状蚴）
昆虫	家蝇、金蝇、麻蝇、丽蝇、厕蝇等的卵或幼虫
经节肢动物叮咬传播	
疟疾	主要传播媒介是中华按蚊、微小按蚊、嗜人按蚊、大劣按蚊
黑热病	主要传播媒介是中华按蚊、长管白蛉、吴氏白蛉
丝虫病	班氏丝虫病的主要传播媒介是淡色库蚊和致倦库蚊，马来丝虫病的主要传播媒介是中华按蚊和嗜人按蚊
经皮肤感染	在我国经皮肤感染的寄生虫病有疟疾、黑热病、血吸虫病、裂头蚴病、钩虫病、丝虫病、粪类圆线虫病、疥疮、蠕形螨病及皮肤蝇蛆病等
经输血途径感染	杜氏利什曼原虫、疟原虫或弓形虫

续表

感染途径	说 明
饮用生水或不洁水感染	可导致阿米巴痢疾、贾第虫病、隐孢子虫病、结肠小袋纤毛虫病、血吸虫病、姜片虫病、卫氏并殖吸虫病、曼氏迭宫绦虫裂头蚴病、囊虫病、棘球蚴病、蛔虫病、鞭毛虫病等的感染与流行。溶组织内阿米巴四核包囊、蓝氏贾第鞭毛虫成熟包囊、隐孢子虫包囊、结肠小袋纤毛虫包囊、链状带绦虫虫卵、细粒棘球绦虫虫卵、似蚓蛔线虫感染性虫卵和毛首鞭形线虫感染性虫卵容易污染自然水体和自来水，而且抵抗力较强，自来水中余氯量不能杀死这些包囊、卵囊和感染性虫卵，经口感染。含日本血吸虫尾蚴的水称为疫水，如被人饮用，尾蚴可经口腔黏膜侵入人体。水生植物表面布氏姜片吸虫的囊蚴，溪蟹、蝲蛄体内的肺吸虫囊蚴有机会落入到饮用水中，用此饮用生水也可感染。在湖塘中游泳或饮用生水可因误食含曼氏迭宫绦虫原尾蚴的剑水蚤而感染
生食或半生食某些食物感染	
肉类	食生的或未熟的许多动物肉类，都可以感染弓形虫、旋毛形线虫，因为在多种动物肉中含有刚地弓形虫的滋养体、包囊或假包囊，以及旋毛形线虫的包囊；食生的或未熟的猪肉，可感染猪人肉孢子虫、链状带绦虫、卫氏并殖吸虫，因为猪肉中含有猪人肉孢子虫的肉孢子囊、链状带绦虫的囊尾蚴，猪肉或野猪肉中含有卫氏并殖吸虫的后尾蚴；食生的或未熟的牛肉可感染肥胖带绦虫、人肉孢子虫，因牛肉内含有肥胖带绦虫的囊尾蚴和人肉孢子虫的肉孢子囊；食生的或未熟的蛙肉或蛇肉，可感染曼氏迭宫绦虫的裂头蚴
淡水鱼、虾	在淡水鱼、虾体内可含有华支睾吸虫的囊蚴，食生的或未煮熟的淡水鱼、虾可导致感染。生食、半生食淡水鱼、虾类偶可见感染棘颚口线虫、广州管圆线虫、阔节裂头绦虫等
溪蟹、蝲蛄	在溪蟹、蝲蛄体内可有卫氏并殖吸虫囊蚴，食生的或未煮熟的溪蟹与蝲蛄可感染卫氏并殖吸虫。在溪蟹体内可有斯氏狸殖吸虫囊蚴，食生的或未煮熟的溪蟹可感染斯氏狸殖吸虫
水生植物	在水生媒介植物的表面附有姜片虫的囊蚴，食生的或未洗干净的菱角、茭白、荸荠等水生植物可感染布氏姜片吸虫。生食水生植物也可感染肝片形吸虫
通过豢养犬、猫感染	弓形虫；肠道寄生的原虫，如贾第虫、人芽囊原虫、隐孢子虫及溶组织内阿米巴等；绦虫，如细粒棘球绦虫、犬复孔绦虫、水泡带绦虫；结膜吸吮线虫；疥螨

生活史中有类似的寄生虫

寄生虫，有多种，生活史中有共同。

表 19-2　生活史中有类似的寄生虫

生活史特点	常见寄生虫
生活史中经过无性生殖和有性生殖两个世代交替的寄生虫	疟原虫、刚地弓形虫、隐孢子虫、卡氏肺孢子虫、肝吸虫、肺吸虫、布氏姜片吸虫、血吸虫、细粒棘球绦虫等
以人作为中间宿主的寄生虫	弓形虫（卵囊、滋养体），曼氏迭宫绦虫（原尾蚴、裂头蚴），猪带绦虫（虫卵、囊尾蚴），细粒棘球绦虫（虫卵），旋毛形线虫（囊包）
以人作为唯一传染源的寄生虫	溶组织内阿米巴，疟原虫（间日疟原虫、恶性疟原虫、三日疟原虫、卵形疟原虫），阴道毛滴虫，蛔虫，鞭虫，蛲虫，美洲钩虫，班氏丝虫，猪带绦虫，牛带绦虫等。上述寄生虫中，有些虽然可以寄生于其他动物，但在流行病学上作为传染源的意义不大
猫可作为终宿主或保虫宿主的寄生虫	弓形虫、肝吸虫、肺吸虫、斯氏狸殖吸虫、曼氏迭宫绦虫、多房棘球绦虫等

在人体内随血液循环移行的常见寄生虫

寄生虫，有多种，随血移行可致病。

表 19-3　在人体内随血液循环移行常见的寄生虫种类

寄生虫种类	移行虫期	寄生部位	致病虫期
溶组织内阿米巴	滋养体	结肠、肝、肺、脑等组织	滋养体
杜氏利什曼原虫	无鞭毛体	巨噬细胞	无鞭毛体
布氏冈比亚锥虫和布氏罗得西亚锥虫	锥鞭毛体	血液和淋巴液（早期）、脑脊液（晚期）	锥鞭毛体
枯氏锥虫	锥鞭毛体	组织细胞（无鞭毛体）和血液（锥鞭毛体）	无鞭毛体和锥鞭毛体
疟原虫	子孢子 裂体增殖各期和配子体	肝细胞（裂体增殖期） 红细胞（裂体增殖期和配子体）	红细胞内裂体增殖期
弓形虫	假包囊、速殖子、缓殖子	有核细胞（假包囊）、多种器官组织内（包囊）	速殖子、缓殖子、包囊
日本血吸虫	童虫	肠系膜静脉	虫卵、成虫、童虫
猪带绦虫囊尾蚴	六钩蚴	皮下、肌肉、脑等组织	猪囊尾蚴
细粒棘球绦虫	六钩蚴、原头节	肝、肺、脑、腹腔、脾等组织	棘球蚴
多房棘球绦虫	六钩蚴、原头节	肝、肺、脑等组织	泡球蚴

续表

寄生虫种类	移行虫期	寄生部位	致病虫期
蛔虫	幼虫	肺（Ⅱ、Ⅲ期幼虫），小肠（成虫）	幼虫、成虫
钩虫	感染期幼虫（丝状蚴）	小肠（十二指肠多见）	成虫、幼虫
粪类圆线虫	丝状蚴	小肠	成虫
旋毛形线虫	新生幼虫	小肠（成虫），横纹肌（囊包幼虫）	成虫 囊包幼虫
班氏丝虫和马来丝虫（淋巴丝虫）	感染期幼虫	淋巴管	成虫
广州管圆线虫	第Ⅲ期幼虫	中枢神经系统（小脑、脑干、脊髓等），偶在肺部	幼虫、成虫
兽比翼线虫	感染期幼虫	支气管，气管，咽喉	成虫
肾膨结线虫	第Ⅲ期幼虫	肾盂	成虫
异尖线虫	第Ⅲ期幼虫	肠胃，腹腔，皮下，黏膜等	第Ⅲ期幼虫

能引起一些常见临床症状的寄生虫

寄生虫，有多种，感染症状有相同。

表 19-4 能引起一些常见临床症状的寄生虫

症状	常见寄生虫及致病机制
腹泻	溶组织内阿米巴滋养体、蓝氏贾第鞭毛虫滋养体、隐孢子虫裂体增殖阶段、结肠小袋纤毛虫滋养体、日本血吸虫虫卵、布氏姜片吸虫成虫、微小膜壳绦虫成虫、旋毛形线虫成虫、粪类圆线虫成虫、毛首鞭形线虫成虫。此外还有人毛滴虫滋养体、脆弱双核阿米巴滋养体、人肠肉孢子虫缓殖子、贝氏等孢球虫裂体增殖阶段，也可引起腹泻
消化道出血	①晚期血吸虫病患者发生干线形肝硬化，门静脉压升高，导致食管、胃底静脉曲张破裂，从而引起上消化道大出血。胃、十二指肠血吸虫病伴有上消化道出血 ②肝片形吸虫成虫对胆管上皮及周围组织的机械性损伤，可引起胆道广泛性出血 ③泡球蚴寄生于肝，常因肝功能衰竭导致肝昏迷、门脉高压并发消化道大出血而死亡

续表

症状	常见寄生虫及致病机制
消化道出血	④钩虫以口囊咬破肠黏膜吸血，同时吸血创口处渗血；分泌抗凝素，延长创口凝血时间；经常更换吸血部位，造成多处黏膜损伤，新旧伤口同时渗血；咬破小血管或感染严重时可引起消化道大出血
	⑤鞭虫成虫的头端侵入黏膜下层以至肌层，由于机械性损伤及代谢产物的刺激，使肠壁组织出现炎症、溃疡，导致局部渗血，当肠壁血管被侵蚀时，可引起消化道大出血
	⑥蛔虫成虫可进入胆道，穿破胆囊、胆总管，甚至穿破肝而引起大出血；肝蛔虫病引起肝脓肿，形成溃疡，发生继发性大出血
	⑦溶组织内阿米巴滋养体侵入肠黏膜及黏膜下层，引起脓肿及溃疡的形成，轻者出现黏液血便，重者肠黏膜大片坏死脱落，溃疡侵蚀血管可引起不同程度的下消化道出血，较大血管破坏时可造成大出血
	恶性疟患者胃肠黏膜可发生坏死，形成浅表溃疡，出现点状出血，甚至大出血
贫血	①疟原虫直接破坏红细胞；脾大、脾功能亢进，大量吞噬正常红细胞。免疫病理机制是引起红细胞溶解、破坏或被吞噬。骨髓造血功能受抑制
	②杜氏利什曼原虫导致脾大、脾功能亢进，吞噬、破坏红细胞的能力增强。免疫病理机制是引起溶血。骨髓造血功能受抑制。血小板减少引起出血
	③钩虫以口囊咬破肠黏膜吸血，同时吸血创口处渗血；分泌抗凝素阻碍创口血液凝集而止血；经常更换吸血部位，造成多处黏膜损伤，新旧伤口同时渗血；咬破小血管，或感染严重时可引起消化道大出血
	④其他原虫包括溶组织内阿米巴、贾第虫、弓形虫等，吸虫包括日本血吸虫、肺吸虫、肝片形吸虫、华支睾吸虫、布氏姜片吸虫等，绦虫包括阔节裂头绦虫、猪带绦虫、牛带绦虫、微小膜壳绦虫、细粒棘球蚴等，线虫包括鞭虫、蛔虫、丝虫、粪类原线虫等
肠梗阻	有蛔虫、血吸虫、布氏姜片吸虫、牛带绦虫、阔节裂头绦虫、细粒棘球蚴、粪类圆线虫、溶组织内阿米巴、猪巨吻棘头虫等

能引起某些器官病变或损伤的寄生虫

寄生虫，有多种，损伤器官有雷同。

表 19-5 能引起某些器官病变或损伤的寄生虫

器官病变	常见寄生虫
肠道病变	溶组织内阿米巴滋养体、蓝氏贾第鞭毛虫滋养体、隐孢子虫裂体增殖阶段、结肠小袋纤毛虫滋养体、布氏姜片吸虫成虫、日本血吸虫虫卵、曼氏迭宫绦虫成虫、链状带绦虫成虫、肥胖带绦虫成虫、微小膜壳绦虫成虫、十二指肠钩虫成虫、美洲钩虫成虫、似蚓蛔线虫成虫、毛首鞭形线虫成虫、蠕形住肠线虫成虫、旋毛形线虫成虫、蝇蛆等
肺损伤	溶组织内阿米巴滋养体、刚地弓形虫速殖子、卡氏肺孢子虫滋养体、卫氏并殖吸虫成虫、斯氏狸殖吸虫童虫、日本血吸虫虫卵、细粒棘球绦虫棘球蚴、多房棘球绦虫泡球蚴、猪囊尾蚴、丝虫微丝蚴、旋毛形线虫的幼虫、蛔虫幼虫、钩虫（十二指肠钩虫和美洲钩虫）幼虫以及粉尘螨等
脾大	①疟原虫感染后出现脾大是由于脾充血、单核巨噬细胞增生所致 ②杜氏利什曼原虫无鞭毛体寄生于巨噬细胞内，使巨噬细胞大量破坏和增生，由于脾内大量巨噬细胞增生，导致脾大 ③刚地弓形虫可寄生于脾有核细胞内，引起脾窦扩张充血，偶见点状坏死，可出现脾大变硬 ④日本血吸虫成虫产出的虫卵在肝中沉积，导致虫卵肉芽肿形成，最后引起肝硬化、门静脉高压，脾淤血、细胞增生，出现脾大 ⑤华支睾吸虫重度感染者可并发肝硬化，引起门静脉压增高、脾充血、增生，出现脾大 ⑥棘球蚴和泡球蚴寄生于脾可引起脾大
肝损害	溶组织内阿米巴滋养体、杜氏利什曼原虫无鞭毛体、疟原虫红细胞外期、刚地弓形虫速殖子、华支睾吸虫成虫、肝片形吸虫成虫、卫氏并殖吸虫童虫、斯氏狸殖吸虫童虫、日本血吸虫虫卵、细粒棘球绦虫棘球蚴、多房棘球绦虫泡球蚴、蛔虫幼虫、蛔虫成虫异位寄生等
脑部损伤	溶组织内阿米巴滋养体、耐格里属阿米巴滋养体、棘阿米巴滋养体、恶性疟原虫红细胞内期、间日疟原虫红细胞内期（少见）、刚地弓形虫速殖子、卫氏并殖吸虫童虫和成虫、日本血吸虫虫卵、曼氏迭宫绦虫裂头蚴、链状带绦虫囊尾蚴、细粒棘球绦虫棘球蚴、多房棘球绦虫泡球蚴、旋毛形线虫幼虫、广州管圆线虫幼虫
肌肉损伤	刚地弓形虫包囊或假包囊、链状带绦虫囊尾蚴、旋毛形线虫的幼虫包囊、细粒棘球绦虫棘球蚴等
皮肤损伤	见表 19-6
眼部损伤	见表 19-7

可引起皮肤疾病的寄生虫

寄生虫，有多种，损伤皮肤生疾病。

表 19-6　引起皮肤疾病的寄生虫及临床症状

寄生虫种类	致病虫期	临床症状
溶组织内阿米巴	滋养体	肛周、会阴部、肝脓肿腹壁穿孔局部及手术切口附近皮肤等出现阿米巴皮肤溃疡
棘阿米巴	滋养体	阿米巴皮肤病
杜氏利什曼原虫	无鞭毛体	多在颊、鼻、唇颈部、腋窝等处皮肤出现结节型皮肤黑热病
钩虫	丝状蚴	在足趾和手指间、手足背面等薄嫩皮肤出现钩蚴性皮炎
蛲虫	雌性成虫	在肛周和会阴部皮肤发生
卫氏并殖吸虫	成虫	皮下形成移行性包块和结节
斯氏狸殖吸虫	童虫	在皮下移行出现游走性包块和结节，常见于胸背部、腹部、头颈部、四肢等皮下
日本血吸虫	尾蚴	局部出现皮炎、丘疹与瘙痒
曼氏迭宫绦虫	裂头蚴	在躯干浅表部、四肢及外生殖器等皮下出现游走性皮下结节
棘颚口线虫	三期幼虫，早期成虫	出现皮下游走性包块
牛皮蝇	一龄幼虫	全身皮下出现幼虫结节，致移行性疼痛
疥螨	幼虫、若虫、成虫	人体薄嫩皮肤处，常见于手指间、腕屈侧、腹股沟等处出现小丘疹、小疱，引起巨痒，可继发感染发生脓疮，称疥疮
蠕形螨	幼虫、若虫、成虫	鼻炎、鼻沟、额颊、须眉间等皮肤出现潮红，还可出现继发红斑湿疹、散在丘疹痤疮、脓疮等，皮肤痒感及烧灼感

注释：类圆线虫（丝状蚴）、丝虫引起皮炎与丹毒，狂蝇幼虫引起蝇蛆病。

口腔和眼部常见寄生虫病

寄生虫病有多种，损伤口腔和眼部。

表 19-7　口腔和眼部常见寄生虫病

寄生虫病种类	感染阶段	致病虫期	主要临床表现
口腔寄生虫病			
齿龈阿米巴病	滋养体	滋养体	牙龈炎、牙周炎
猪囊尾蚴病	猪带绦虫卵	猪囊尾蚴	患处有压迫感
裂头蚴病	曼氏迭宫绦虫卵	裂头蚴	口腔黏膜下形成硬结，患处红肿、发痒、有虫爬感
美丽筒线虫病	感染期幼虫	成虫	口腔黏膜患处肿胀、痒感、疼痛、虫爬感，重者舌颊麻木

续表

寄生虫病种类	感染阶段	致病虫期	主要临床表现
眼寄生虫病			
棘阿米巴病	卡氏棘阿米巴包囊	滋养体	棘阿米巴角膜炎、视力障碍
弓形虫病	刚地弓形虫的包囊、假包囊、速殖子、缓殖子（滋养体）、卵囊	速殖子、包囊缓殖子	脉络膜视网膜炎、视神经炎、视力障碍、失明
猪囊尾蚴病	猪带绦虫卵	猪囊尾蚴	玻璃体混浊、视网膜剥离、眼睑结膜炎、虹膜炎、眼球萎缩、失明
裂头蚴病	曼氏迭宫绦虫卵	裂头蚴	眼睑红肿、结膜充血、畏光、流泪、眼奇痒、异物感
结膜吸吮线虫病	感染期幼虫	成虫	眼痒感、流泪、畏光、异物感，成虫寄生于眼前房致眼睑水肿、眼压增高、视力下降
盘尾丝虫病（非洲河盲症）	盘尾丝虫的感染期幼虫	微丝蚴	角膜、虹膜、视网膜及视神经受损，视力障碍，甚至失明
罗阿丝虫病（非洲眼虫病）	罗阿丝虫的感染期幼虫	成虫	眼结膜炎、眼奇痒、眼球肉芽肿、眼睑水肿及眼球突出

艾滋病患者的寄生虫病合并症

艾滋患者免疫低，多种虫病常合并。

表 19-8 艾滋病患者的寄生虫病合并症及其诊断

寄生虫病	主要症状	常用病原诊断方法
卡氏棘阿米巴病	肉芽肿型阿米巴脑膜炎，表现为精神障碍、发热、头痛、偏瘫；棘阿米巴性角膜炎，表现为眼部有异物感、疼痛、畏光、流泪、结膜炎等	脑脊液或眼病变组织涂片镜检，查找活动滋养体
卡氏肺孢子虫病	卡氏肺孢子虫肺炎，表现为持续性发热、干咳、呼吸困难，X 线显示双肺弥漫性浸润灶，有的患者出现淋巴结肿大，肝、脾大	痰液或支气管分泌物涂片染色检查包囊或滋养体
刚地弓形虫病	脑炎、脑膜脑炎、癫痫、精神障碍、眼视网膜脉络膜炎、淋巴结肿大（颌下和耳后多见）	取急性患者的脑脊液、胸腔积液、腹水、血液、羊水、眼房液或骨髓与淋巴结穿刺液等做涂片染色检查速殖子或假包囊；或用上述沉淀物接种小鼠，1 周后检查腹腔液

续表

寄生虫病	主要症状	常用病原诊断方法
微小隐孢子虫病	持续性腹泻	粪便涂片，改良抗酸染色法检查卵囊
蓝氏贾第鞭毛虫病	急性或慢性腹泻，呈水样或脂肪性腹泻	粪便直接涂片或浓集法取沉淀物涂片，以碘液检查包囊，必要时用十二指肠引流涂片查滋养体
贝氏等孢子虫病	慢性腹泻，严重者出现持续性腹泻（水样或脂肪性）	粪便涂片，以抗酸染色检查包囊
微孢子虫病	慢性腹泻（水样）	用韦伯（改良三色）染液染色或姬氏液染色粪便直接涂片，检查感染性孢子
粪类圆线虫病	卡他性或溃疡性肠炎、腹痛、腹泻，过敏性肺炎、哮喘、咳嗽等，有时出现脑膜炎症状	从粪便、胃肠液、痰、尿或脑脊液中检查幼虫或培养丝状蚴，有时在腹泻的粪便中可检出虫卵

常见人畜共患寄生虫病

人畜共患之虫病，临床常见有多种。

表 19-9 常见人畜共患寄生虫病的病原种类

寄生虫种类	主要动物宿主	传播途径
杜氏利什曼原虫	犬	含鞭毛体媒介白蛉
结肠小裂纤毛虫	猪	污染成熟包囊的食物和饮水
隐孢子虫	牛、羊	污染卵囊的水源和食物，人际直接接触
弓形虫	猪、牛、羊、鼠	含感染期的肉、蛋、奶等食物，含卵囊的水、土壤、食物，胎盘血，或通过输血感染
华支睾吸虫	犬、猫	感染囊蚴的某些淡水鱼、虾
布氏姜片吸虫	猪	含囊蚴的某些水生植物
卫氏并殖吸虫	犬、猫、虎、豹	含囊蚴的淡水蟹和蝲蛄，含童虫的野猪肉
斯氏狸殖吸虫	犬、猫、果子狸、豹猫	含囊蚴的溪蟹、石蟹类，含童虫的蛙、鸭肉等
日本血吸虫	黄牛、水牛、鼠	污染尾蚴的疫水
猪囊尾蚴	猪（中间宿主）	污染感染性虫卵的水源和食物
棘球蚴	牛、羊、骆驼、猪	污染虫卵的犬狼皮毛、水、食物、蔬菜、土壤、牧草
泡球蚴	绵羊、牦牛、黄鼠、长爪沙鼠、小白鼠	污染虫卵的狼、野狗皮毛、水、食物、蔬菜、土壤

续表

寄生虫种类	主要动物宿主	传播途径
裂头蚴	蛙、蛇	含原尾蚴的剑水蚤，含裂头蚴的蛙、蛇、猪肉等
曼氏裂头绦虫	猫、犬、虎、豹、狐、豹猫	含裂头蚴的蛙、蛇、猪肉等
微小膜壳绦虫	鼠类	含似囊尾蚴的蚤类幼虫、蟑螂、甲虫
旋毛虫	猪、犬、猫、羊	感染幼虫囊包的猪、犬、羊肉
马来丝虫	猴（叶猴为主）、猫、穿山甲	含丝状蚴的中华按蚊、嗜人按蚊

无地方流行特征的人体寄生虫

寄生虫，有多种，流行没有地方性。

表 19-10　无地方流行特征的人体寄生虫

常见寄生虫	传播途径
蛔虫、鞭虫、溶组织内阿米巴、贾第虫	通过污染的土壤、食物、水源等途径传播
蛲虫	通过肛门-手-口途径直接感染，人群间相互接触传播或经空气传播
阴道毛滴虫、耻阴虱	通过直接或间接接触传播
人疥螨、蠕形螨	通过人群直接或间接接触传播

寄生虫的诊断检查方法

寄生虫，有多种，检查方法可相同。

表 19-11　寄生虫的检查方法

检查方法	可查见的寄生虫
在粪便中可查见的寄生虫及虫期	溶组织内阿米巴的滋养体和包囊、蓝氏贾第鞭毛虫的滋养体和包囊、隐孢子虫的卵囊，华支睾吸虫卵、布氏姜片吸虫卵、卫氏并殖吸虫卵、日本血吸虫卵，曼氏迭宫绦虫卵、链状带绦虫与肥胖带绦虫的孕节和虫卵、微小膜壳绦虫的孕节和虫卵，似蚓蛔线虫卵与成虫、蠕形住肠线虫卵（少见）、毛首鞭形线虫卵、十二指肠钩虫和美洲钩虫卵、粪类圆线虫的幼虫及虫卵，家蝇、金蝇、麻蝇、丽蝇、厕蝇的蝇蛆

续表

检查方法	可查见的寄生虫
不常用粪检虫卵进行诊断的肠道寄生虫	①链状带绦虫、肥胖带绦虫：孕节从链体脱落，随粪便排出体外，虫卵不排入肠腔，所以粪便检获虫卵的机会很少。临床上主要通过检查孕节诊断。牛带绦虫的孕节常常从肛门自动逸出，虫卵散在肛门周围，所以也常用肛门拭子法查虫卵 ②蠕形住肠线虫：雌虫产卵于人体肛门周围，不排卵于肠腔，所以主要用透明胶纸法和棉签拭子法检查虫卵 ③旋毛形线虫：直接产幼虫，幼虫产于肠黏膜内，移行至肌肉组织内寄生，故病原诊断常用肌肉活检
不寄生在肠道，但可在粪便中检查到的寄生虫	①卫氏并殖吸虫：寄生在肺，虫卵可随痰被咽下，进入消化道，随粪便排出体外 ②华支睾吸虫成虫：寄生在肝胆管，虫卵随胆汁进入肠道，随粪便排出体外 ③日本血吸虫成虫：寄生在肠系膜静脉，虫卵沉积在肠壁，卵内毛蚴分泌物通过卵壳，破坏血管壁，引起周围组织炎症或变态反应，导致组织坏死，坏死的组织破溃，虫卵随坏死的组织进入肠腔，随粪便排出体外。因此，在粪便标本中可检查到这些寄生虫
寄生在人体血管中或血液内，但一般不采集外周血做病原学检查的寄生虫	①刚地弓形虫：滋养体寄生于人体有核细胞内，因虫血症极短，通常外周血液检查发现率极低，故不常采用 ②杜氏利什曼原虫：主要寄生在巨噬细胞内，常采用骨髓穿刺涂片染色镜检，血涂片检查阳性率极低 ③日本血吸虫：成虫寄生于肠系膜静脉和门静脉内，成虫较大，产出的虫卵又很快在肠壁和肝中沉积，所以在外周血液不可能查到虫体或虫卵
活组织检查可查见的寄生虫	①原虫：可查见溶组织内阿米巴的滋养体、杜氏利什曼原虫的无鞭毛体、弓形虫的滋养体、卡氏肺孢子虫的包囊、结肠小袋纤毛虫的滋养体 ②吸虫：可查见日本血吸虫的虫卵；卫氏并殖吸虫的童虫，偶见成虫；斯氏狸殖吸虫的童虫 ③绦虫：可查见曼氏迭宫绦虫的裂头蚴、链状带绦虫的囊尾蚴 ④线虫：可查见旋毛形线虫的幼虫囊包、淋巴丝虫的成虫 ⑤节肢动物：可查见疥螨各期、蠕形螨各期
皮下结节活检可能查见的人体寄生虫	①并殖吸虫：虫体椭圆或梭状，红褐色，有口腹吸盘，大多数为童虫。成熟虫体内可见并列的睾丸及卵巢和子宫，是鉴别的重要依据 ②猪囊尾蚴：呈乳白色、囊状、半透明、卵圆形、石榴籽形。凹入的头节呈小白点状，在镜下可见吸盘及小钩等 ③裂头蚴：乳白色，长条状，前端稍粗，呈指状，背腹面有吸槽各 1 个 ④无鞭毛体：单细胞、椭圆形，大小约为 4.4μm×2.8μm。经姬氏染色后，细胞质蓝色，核、动基体、基体及根丝体等呈红色

常见人体寄生虫虫卵的形态鉴别

寄生虫卵真不少，区别鉴定五注意，形态大小及颜色，卵壳厚薄内含物。

表 19-12 常见人体寄生虫虫卵的形态鉴别

名称	大小（μm）	形状	颜色	卵壳	内含物
受精蛔虫卵	（45 ~ 75）×（35 ~ 50）	宽椭圆形	棕黄色	厚，外有一层凹凸不平的蛋白膜	1 个卵细胞
未受精蛔虫卵	（88 ~ 94）×（39 ~ 44）	长椭圆形	棕黄色	较厚，蛋白膜较薄	大小不等的屈光颗粒
钩虫虫卵	（56 ~ 76）×（36 ~ 40）	椭圆形	浅灰色	很薄，卵壳与细胞间有明显间隙	分裂的卵细胞
蛲虫虫卵	（50 ~ 60）×（20 ~ 30）	不对称椭圆形	浅灰色	厚，一边较平，一边较凸	幼虫
鞭虫虫卵	（50 ~ 54）×（22 ~ 23）	橄榄形	黄褐色	厚，两端有透明栓	1 个卵细胞
华支睾吸虫虫卵	（27 ~ 35）×（11 ~ 19）	芝麻形	浅黄褐色	厚，有卵盖，盖的两端有肩峰，后端有小突起	毛蚴
姜片吸虫虫卵	（130 ~ 140）×（80 ~ 85）	椭圆形	淡黄色	薄，有卵盖，卵盖小而不明显	1 个卵细胞和 20 ~ 40 个卵黄细胞
卫氏并殖吸虫虫卵	（80 ~ 118）×（48 ~ 60）	椭圆形	金黄色	厚薄不均，有卵盖，卵盖大而明显，常略倾斜，卵盖对端卵壳增厚	1 个卵细胞和 10 多个卵黄细胞
日本血吸虫成熟虫卵	（70 ~ 106）×（50 ~ 80）	椭圆形	淡黄色	薄，卵壳一侧有小突起，壳外有附着物	毛蚴
带绦虫虫卵	直径 31 ~ 43	圆球形	黄褐色	卵壳已破，胚膜很厚，有放射状条纹	六钩蚴
微小膜壳绦虫虫卵	（48 ~ 60）×（36 ~ 48）	圆或椭圆形	浅灰色	薄，胚膜两端各有 4 ~ 8 条丝状物	六钩蚴
缩小膜壳绦虫虫卵	（72 ~ 86）×（60 ~ 79）	椭圆形	淡黄色	厚，胚膜两端无丝状物	六钩蚴

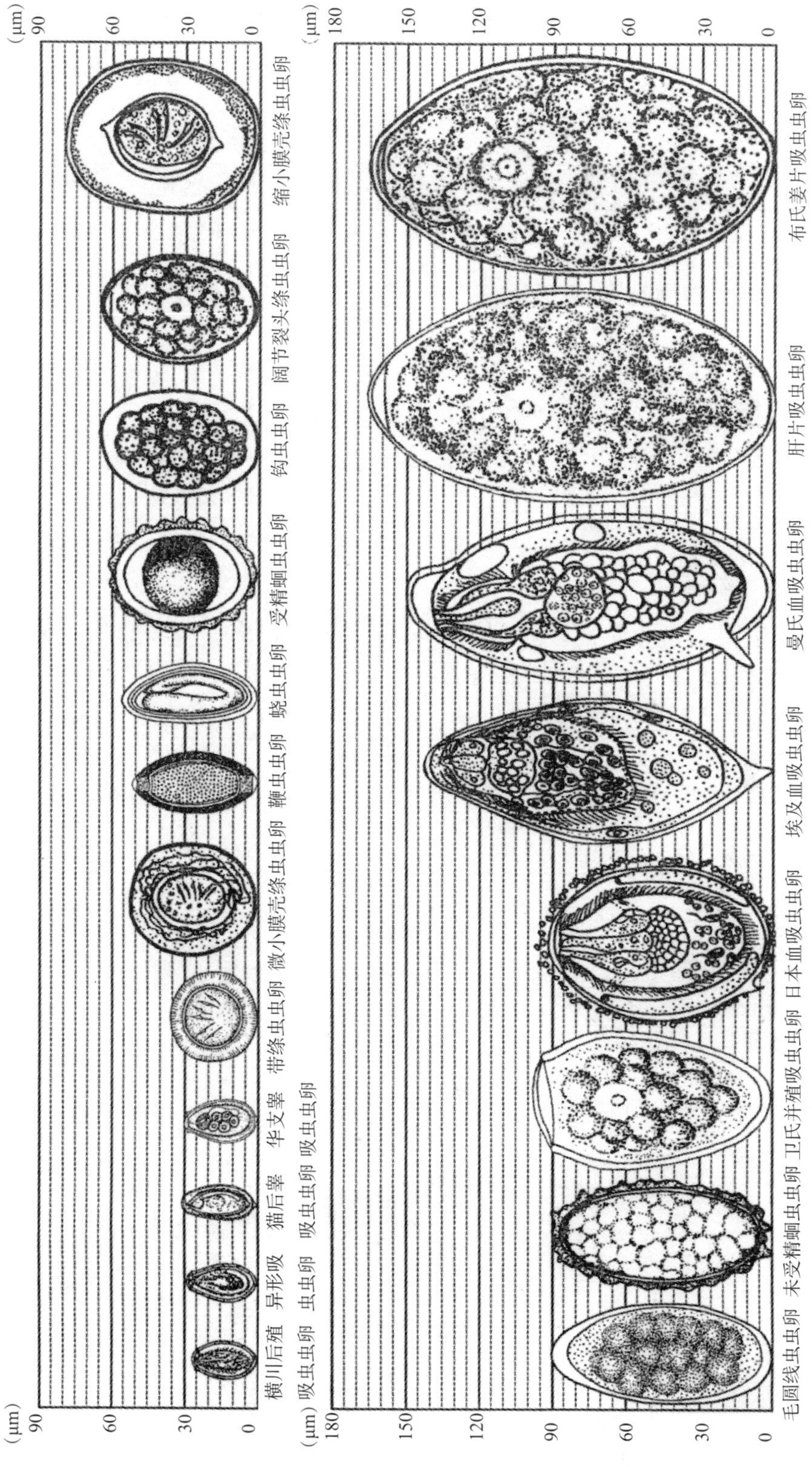

图 19-1　常见人体寄生蠕虫卵的形态与大小比较

妥善处理人类粪便可防止传播的寄生虫

妥善处理人粪便，要使粪便无害化。多种虫病难传播，环境卫生意义大。

表 19-13　妥善处理人类粪便可防止传播的寄生虫

寄生虫种类	随粪便排出虫期	侵入人体的虫期
溶组织内阿米巴	包囊	成熟包囊
蓝氏贾第鞭毛虫	包囊	成熟包囊
隐孢子虫	卵囊	成熟的厚壁卵囊
华支睾吸虫	虫卵	囊蚴
布氏姜片吸虫	虫卵	囊蚴
卫氏并殖吸虫	虫卵	囊蚴
日本血吸虫	虫卵	尾蚴
蛔虫和鞭虫	虫卵	感染性虫卵（含幼虫）
十二指肠钩虫和美洲钩虫	虫卵	感染性幼虫（丝状蚴）
粪类圆线虫	虫卵、杆状蚴	丝状蚴
猪带绦虫囊尾蚴	虫卵	感染性虫卵
猪带绦虫	虫卵	囊尾蚴
牛带绦虫	虫卵	囊尾蚴
微小膜壳绦虫	虫卵	感染性虫卵
缩小膜壳绦虫	虫卵	似囊尾蚴

主要参考文献

1．李雍龙．人体寄生虫学．7版．北京：人民卫生出版社，2008．
2．诸欣平．人体寄生虫学．8版．北京：人民卫生出版社，2013．
3．张忠广．人体寄生虫学笔记．北京：科学出版社，2005．
4．朱淮民．人体寄生虫学复习应试指南．北京：化学工业出版社，2006．
5．徐大刚．病原生物学学习纲要．北京：科学出版社，2008．
6．段义农，陈晓宁．人体寄生虫学实验指导．北京：科学出版社，2008．
7．陈佩惠．人体寄生虫学试题精集．北京：人民军医出版社，2014．